口腔卫生士/牙科助手种植入门手册

Dental Implants for Hygienists and Therapists

（英）乌尔比·达帕 **主编**
（Ulpee Darbar）

徐 凌 **主审**

赵 黎 胡景超 付小明 **主译**

北方联合出版传媒（集团）股份有限公司
辽宁科学技术出版社
沈 阳

图文编辑

杨 帆　刘 娜　张 浩　刘玉卿　肖 艳　刘 菲　康 鹤　王静雅　纪凤薇　杨 洋

Title: Dental Implants for Hygienists and Therapists
By Ulpee Darbar
ISBN: 9781119763826
© 2022 John Wiley & Sons Limited

图书在版编目（CIP）数据

口腔卫生士/牙科助手种植入门手册 /（英）乌尔比·达帕（Ulpee Darbar）主编；赵黎，胡景超，付小明主译. — 沈阳：辽宁科学技术出版社，2024.1

ISBN 978-7-5591-3195-9

Ⅰ. ①口… Ⅱ. ①乌… ②赵… ③胡… ④付… Ⅲ. ①种植牙—口腔外科学—手册 Ⅳ. ①R782.12-62

中国国家版本馆CIP数据核字（2023）第155764号

出版发行：辽宁科学技术出版社
　　　　　（地址：沈阳市和平区十一纬路25号　邮编：110003）
印 刷 者：深圳市福圣印刷有限公司
经 销 者：各地新华书店
幅面尺寸：170mm×240mm
印　　张：9.5
字　　数：190千字
出版时间：2024年1月第1版
印刷时间：2024年1月第1次印刷
策划编辑：陈 刚
责任编辑：杨晓宇
封面设计：袁 舒
版式设计：袁 舒
责任校对：张 晨

书　　号：ISBN 978-7-5591-3195-9
定　　价：198.00元

投稿热线：024-23280336
邮购热线：024-23280336
E-mail:cyclonechen@126.com
http://www.lnkj.com.cn

审译者名单
Reviewer & Translators

主 审

徐 凌 重庆医科大学附属口腔医院

主 译

赵 黎 重庆医科大学附属口腔医院

胡景超 首都医科大学附属北京口腔医院

付小明 重庆医科大学附属口腔医院

译 者

赵 黎 重庆医科大学附属口腔医院

胡景超 首都医科大学附属北京口腔医院

付小明 重庆医科大学附属口腔医院

潘世源 重庆维乐口腔

柳 旭 首都医科大学附属北京口腔医院

李 赞 重庆市人民医院

张 杨 重庆医科大学附属口腔医院

谢福平 福建医科大学附属口腔医院

甄月香 重庆医科大学附属口腔医院

主审简介
Reviewer

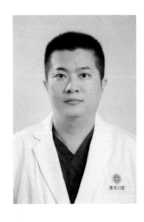

徐 凌

主任医师，教授，硕士研究生导师

中华口腔医学会修复学专业委员会常务委员。
重庆医科大学附属口腔医院修复科主任。
擅长口腔种植修复，各类活动义齿、固定义齿及全口义齿修复，口腔美学修复，精密附着体义齿修复等。
现执业于重庆医科大学附属口腔医院。

主译简介
Translators

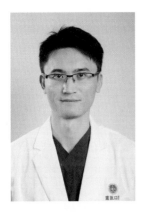

赵 黎
副主任医师，副教授

《Plos One》审稿专家。
《Journal of Periodontal and Implant Science》审稿专家。
《Quintessence International》审稿专家。
擅长固定义齿形态设计与修复和常规种植修复。
现执业于重庆医科大学附属口腔医院。

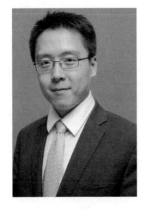

胡景超
副主任医师

中华口腔医学会牙周病学专业委员会委员。
国家公派德国维藤/黑尔德克大学访问学者。
擅长牙周/多学科联合诊疗和牙周软硬组织增量手术。
现执业于首都医科大学附属北京口腔医院，北京东区口
腔医院。

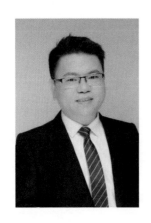

付小明

副主任医师，副教授，硕士研究生导师

重庆市口腔医学会口腔种植学专业委员会委员。

重庆市口腔医学会口腔修复学专业委员会委员。

重庆市数字化口腔医学专业委员会委员。

重庆医科大学附属口腔医院修复工艺教研室副主任（主持工作）。

擅长全口种植固定修复、即刻种植即刻修复、大面积骨增量的复杂种植修复和美学修复。

现执业于重庆医科大学附属口腔医院。

前言
Preface

　　这是一本旨在为口腔卫生士/牙科助手及相关从业者提供全面指导的著作。种植牙作为现代口腔领域的重要治疗手段，已经在临床治疗中占据越来越重要的地位。我们深知，对于初学者而言，种植技术可能会显得复杂而充满挑战。因此，本书旨在为读者提供一份系统而又易于理解的学习资料，帮助读者逐步掌握种植技术的基本原理和实践技巧。

　　本书涵盖种植牙的基本概念、临床评估、手术准备、种植体植入、术后护理等多个方面，旨在帮助读者获得扎实的理论基础和积累丰富的临床经验。我们深信，通过阅读本书，读者能够更加自信地应对临床挑战，为患者提供更优质的口腔健康服务。同时，在翻译本书的过程中，我们尽可能保留了原著的知识深度与实用性，但对有些技术术语的表达难免有不尽如人意之处。如果有任何翻译不准确或不清晰的问题，衷心希望大家能够予以指正与谅解。

　　感谢您选择阅读本书，希望它能够成为您在口腔种植领域的良师益友，为专业发展和临床实践添砖加瓦。

2023年10月1日

术语
Glossary

基台（Abutment）：与种植体和修复体连接的种植部件。用螺丝固定，或因修复体而粘接固定。由钛、合金金属、金、氧化锆、陶瓷等制成。可以是预制的，也可以是直的、成角度的或定制的。

替代体（Analogue）：技工室用于制造修复体的种植体或基台的复制品。

基台携带器（Abutment driver）：用于将基台连接至种植体的工具。

基台愈合帽（Abutment healing cap）：在愈合期间用于保护种植体头部的临时覆盖物。

基台-种植体界面（Abutment–implant interface）：基台与种植体之间的接触表面。

基台水平印模（Abutment–level impression）：基台连接在种植上以后，通过直接常规印模或者通过印模帽间接方式印模。

基台螺丝（Abutment Screw）：用于将基台连接至种植体的螺丝具有不同的特征，这取决于它是单冠还是桥。将其扭转至最终位置。

同种异体骨（Allogenic bone）：来自同一物种的骨。

异质材料（Alloplastic material）：非人类或动物来源的合成材料。

抗旋（Anti-rotation）：防止旋转运动的功能。

屏障膜（Barrier membrane）：一种用于阻止细胞侵入缺损区的材料，允许优选的细胞生长到缺损区。使用该技术时，称为引导骨或组织再生。膜可以是可再吸收的或不可再吸收的。由胶原蛋白或合成衍生物生成的是可再吸收的，而钛制成或聚四氟乙烯（PTFE）制成的是不可再吸收的。

双皮质稳定（Bicortical stabilisation）：当使用骨的上层皮质和下层皮质来获得种植体的稳定性时使用。

双磷酸盐相关颌骨骨坏死（Bisphosphonate–related osteonecrosis of the jaw，

BRONJ）：也被称为"药物相关性坏死"，是与双磷酸盐相关的骨坏死。

骨与种植体接触（Bone to implant contact）：用于描述骨与种植体直接接触的术语。

骨与种植体界面（Bone to implant interface）：活骨与种植体表面之间的分离线。

CAD/CAM：计算机辅助设计及计算机辅助制造，用于计划、设计和构建种植修复体。它是数字工作流程的一部分。

结缔组织附着（Connective tissue attachment）：结缔组织附着于种植体的机制。

钻孔（Countersinking）：使用特殊的转针对牙槽嵴顶进行骨预备，以使种植体肩部置于牙槽嵴顶平面下（骨面下）。

覆盖螺丝（Cover screw）：位于种植体上部，当牙龈组织在其上方关闭时和种植埋入时保护种植体。

牙种植体（Dental implant）：一种由钛制成的螺钉，使用专门、特定的技术拧入颌骨，以类似于牙根。

诊断蜡型（Diagnostic wax up）：制作与计划修复相匹配的牙齿，用于制订治疗计划和制作放射及手术导板。

数字工作流程（Digital workflow）：使用数字技术将模拟结构转换为数字格式的工作流程。

外部连接（External connection）：凸出到种植体平台顶部并将修复体连接至种植体的连接。

固定修复体（Fixed prosthesis）：一种固定在种植体上的修复体，患者无法自行将其取出进行清洁。

固定螺钉（Fixation screws and tacks）：用于将骨膜或块状移植物稳定至下方骨骼。

种植体（Fixture）：骨内牙种植体。

引导钻（Guide drill）：在种植手术中用于打开种植部位皮质骨的第一个钻。

引导骨再生（Guided bone regeneration）：有选择地让骨细胞填充缺损的技术。

愈合基台/帽（Healing abutment/cap）：用于第一期或第二期手术后，将种植体连接至口腔。

种植体稳定性（Implant stability）：对种植体稳定性的临床评价。

种植体下部结构（Implant substructure）：连接冠或修复体的金属结构。

印模帽（Impression coping）：用于记录牙种植体或基台位置的装置。

即刻加载（Immediate loading）：在植入种植体的同时，将修复体置于负载状态。

内部连接（Internal connection）：位于种植体内部并将种植体连接到修复体的部分。它有不同的外形。

种植体周围疾病（Peri-implant diseases）：包括种植体周围黏膜炎（有可逆的牙龈组织炎症）和种植体周围炎（有炎症下不可逆的骨缺失）。

修复体螺丝（Prosthetic screw）：连接修复体与基台的螺丝。

初期稳定性（Primary stability）：植入种植体时达到的机械稳定性，也被称为"初始稳定性"。

临时修复（Provisional restoration）：在组织愈合的同时进行的临时修复。

放射标记（Radiographic marker）：放射导板中放入放射不透明材料，用以显示位置。

放射支架/导板（Radiographic stent/guide）：用于指导牙齿与下方骨的位置。患者在做X线片检查或CT扫描时佩戴。

再生（Regeneration）：用于重建因疾病而失去的组织的技术。

手术导板/模板（Surgical guide/template）：用于外科种植体植入过程中，以修复为导向引导种植体位于正确的位置和角度。

扭矩扳手（Torque driver）：用于给螺丝施加正确拧紧力（扭矩）的仪器。

两阶段手术（Two-stage surgery）：当种植体被软组织覆盖，需要进行一个小手术来显露种植体。

目录
Contents

第1章
口腔种植牙的历史

种植牙最早的雏形可以追溯到公元前2000年，当时用雕刻的竹钉来修复缺失的牙齿。

本质上来说，种植体是一种由异质材料制成的用于修复缺失牙的工具，将其植入口腔黏膜和/或骨膜下和/或骨内，为固定类或活动类修复体提供固位和支撑。当植入到骨骼中时，则被称为"骨内植入体"。

大约3000年前，埃及人使用金属钉替换牙齿。直到20世纪30年代，修复缺失牙齿的方法逐步发展，现代种植学的概念才开始出现（表1.1）。而制作牙种植体的材料也逐渐形成共识，必须具有生物相容性和耐腐蚀性，可以促进骨向内生长并具有一定的生物功能。

1939年至20世纪60年代，随着第一颗圆柱形的骨内实心螺纹式种植体的诞生，"骨内型"（骨内）种植体的概念出现了，种植体的内外都有螺纹，并带有光滑颈圈和愈合帽。20世纪40年代，出现了一种不锈钢材质带螺纹的骨内种植体，其设计允许骨长入种植体中。大约在同一时间，德国Dahl发明了骨膜下种植体（图1.1）。这种种植体由钴铬钼合金制成，基底放置在牙槽嵴顶的骨膜内，柱状凸起穿出黏膜用于固定上部的修复体。在20世纪40年代至50年代，更加简便的源于Dahl设计的各种变体出现了，包括1948年Vitalum种植体的发明。1966年，Linkow设计了适用于上/下颌骨的不同形状的叶片状种植体（图1.2）。1970年，由Vassous DM在叶片状种植体的基础上进一步设计了下颌支架式的不锈钢种植体，两侧延伸至下颌升支区，中部以叶片状嵌入下颌正中联合处（图1.3）。而穿下颌骨种植体则经下颌骨的下缘插入口内以支撑修复体（图1.4）。升支支架式和穿下颌骨种植体均主要是为下颌骨严重萎缩患者设计的，这些患者佩戴义齿非常困难，用于辅助义齿固位以改善功能。

Dental Implants for Hygienists and Therapists, First Edition. Ulpee Darbar.
© 2022 John Wiley & Sons Ltd. Published 2022 by John Wiley & Sons Ltd.

表1.1 逐步发展用于牙齿修复的各种方法

公元前2500—公元前500年	300—600年	800年	16—19世纪	1809年	1913年
–埃及人尝试使用黄金结扎丝夹板法固定修复缺失牙 –尤斯特拉西亚人使用定制的方式利用黄金镶嵌固定动物骨替换缺失牙	–腓尼基人用象牙雕刻牙齿，作为桥体替代物 –玛雅人在尝试用"贝壳碎片"替代下颌牙齿时，引入了种植体的最早雏形，在20世纪70年代拍摄的这种下颌骨的X线片显示，种植体周围形成致密的骨（与叶片状种植体周围的骨相似）	洪都拉斯人用石块替代缺失牙并将之植入下颌骨内	欧洲人使用尸体的牙齿进行同种异体牙的移植	J Maggiolo将一个由黄金制作的管状植入物插入新鲜的拔牙窝中，待愈合后上部安装牙冠；其他材料的有银质胶囊状和波纹瓷的植入物	Greenfield医生放置了一个"用24K金焊接而成的中空网状圆柱体"作为人工牙根，以"精确地植入患者颌骨的圆形窝洞内"

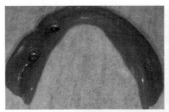
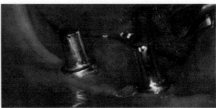
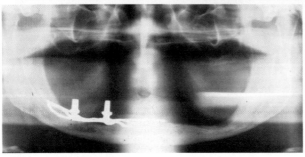

图1.1 口内骨膜下种植体。

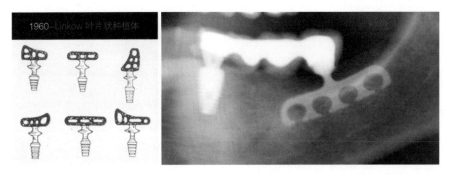

图1.2 叶片状种植体。

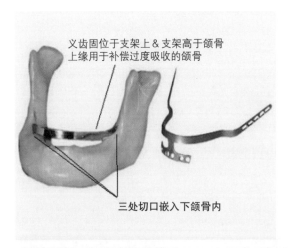

图1.3 下颌升支植入体。

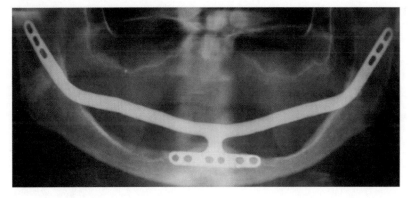

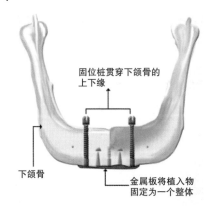

固位桩贯穿下颌骨的
上下缘

下颌骨

金属板将植入物
固定为一个整体

图1.4 穿下颌骨种植体。

以上种植系统的关键挑战是生物兼容性，不能与颌骨很好融合导致一段时间后复发感染，植入种植体需要复杂外科技术，因此只能针对特定的患者群体。此外，感染导致了骨吸收的继发性问题，使现有的问题更加复杂化。

20世纪50年代，一位名叫Per Ingvar Brånemark的整形外科医生在研究骨骼愈合和再生时偶然发现，一个钛圆柱体与兔子股骨的骨头融合在一起。他将该发现第一个引入到牙科植入物领域，并于1965年第一次将商业纯钛制成的牙科植入物植入一名人类志愿者口内。这一发现引入了现代骨结合的概念，构成了今天骨结合的生物学基础。1982年，在多伦多世界会议上首次提出这一概念后，种植体骨结合的理论在世界范围内得到确立。大约在同一时间，当Brånemark正在研究两段式螺纹种植体时，Schroeder及其团队正在独立评估一种采用中空设计和粗糙表面的一段式根状种植体的使用（图1.5）。

自20世纪80年代末引入骨结合技术以来，作为一种可预测的义齿修复方法，日益增长的信心和可预测性导致了牙种植体的广泛使用，从无牙颌种植拓展到部分牙列缺失的种植修复，包括单颗牙，以及通常在遭受创伤和先天性畸形（如下颌畸形）的患者中出现的大面积组织缺损及牙齿脱落。这一渐进的变化导致了种植修复的重点从单一改善功能向兼顾美学和心理健康转变，同时还需要满足患者的期望。

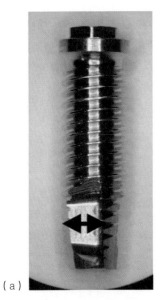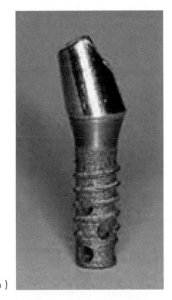

(a)　　　　　　　　　　　(b)

图1.5 （a，b）Brånemark两段式种植体和Schroeder一段式空心圆柱种植体。

随着种植体螺纹设计、表面处理的不断优化，以及种植体植入和修复技术的不断进步，口腔种植学也得以持续发展，以达到缩短骨结合时间、优化功能和实现美观的目的，并且具有很高的可预期性。种植修复新的方式也不断出现，包括在上颌骨萎缩患者中使用穿颧种植体、微型种植体，以及应用"All on 4"概念，即在同一天拔除牙齿、植入种植体并完成修复。

当前数字技术的发展使临床医生和修复工艺技师进一步推动了这一临床领域的快速发展，数字化技术被广泛用于术前规划、种植体引导植入和各种数字修复。我们生活在一个由技术和系统驱动的快速发展的世界中，以满足患者不断发展的需求，但是作为临床医生所面临的生物学问题几乎没有变化，患者全身及其局部植入位点的众多影响因素仍然是临床医生要面临的挑战。

现今，临床上有超过250种具有不同设计特征的种植系统，其中多数具有与以下几种主流种植系统相似的一个或多个特征。表1.2展示了自1982年以来各具特色的主流种植系统。

表1.2 一些主流的种植系统

1977年	Brånemark种植体
1982年	骨结合理论确立
1982年	非埋入式种植系统：ITI（根方带孔的种植系统）
1985年	Biocon种植体
1987年	IMZ 种植体
1989年	3i 种植体
1990年	Astra 种植体
1999年	Straumann Synocta（带八角修复系统的ITI种植体）
20世纪90年代末	Frialit（Frialit 二代，Xive）
2000年初	Ankylos和类似的种植体
2000年中期	早期各大种植系统在表面处理、轮廓外形及设计方面进一步改进和更新

学习要点

- 能够描述较旧的种植系统，因为患者可能应用了这些系统
- 能够识别较旧的种植系统以帮助维护管理
- 能够向患者解释可能出现的各种问题和组织感染
- 能够意识到与牙科种植概念演变相关的挑战

参考文献

[1] Abraham, C. (2014). A brief historical perspectice on dental implants, their surface coatings and their treatments. *Open Dentistry Journal* 8: 50–55.

[2] Branemark, P.I. and Zarb, G. (1985). *Tissue Integrated Prosthesis: Osseointegration in Clinical Dentistry*. Quintessence Publishing.

[3] Rajput, R., Chouhan, Z., Sindhu, M., Sundararajan, S., and Chouhan, R. (2016). A brief chronological review of dental implant history. *International Dental Journal of Student's Research* 4 (3): 105–107.

第2章

骨结合

在光学显微镜下观察时，骨结合（OI）被定义为"正常骨组织和可负载的种植体表面，形成直接的、有结构的、功能性的连接（Brånemark，1983）。"这种现象涉及种植体、骨和组织界面之间的复杂相互作用（图2.1）。该过程包括两个阶段，种植体与牙槽骨之间的初始生物力学联锁，称为初期稳定性和后续的继发稳定性，即骨重建和沉积后对种植体的生物学固定。种植体植入后的每个阶段，其稳定性会受到多种因素的影响（图2.2）。种植体初期稳定性对成功的骨结合起着至关重要的作用，它取决于种植体的几何形状，植入位点骨高度、骨宽度、质量以及种植操作水平。

概念

Zarb和Albrektsson（1983）在临床层面上重新定义了骨结合概念，将其定义为"在功能负载期间的时间依赖性愈合过程，在骨骼中实现并维持异体材料的临床无症状刚性固定。"其组织学表现类似于功能性强直，即骨与种植体表面之间没有纤维或结缔组织（图2.3）。第一批种植体被称为"Brånemark种植体"，由纯机械加工的钛表面制成，在手术植入至少6个月后，必须用牙龈瓣覆盖，以使螺钉与颌骨结合。如今，随着对种植体螺纹设计和表面处理的概念变化理解不断加深，即刻种植即刻修复的愈合时间缩短至0～8周。图2.4显示了种植体修复的愈合时间线差异。因此，骨结合的最初临床定义需要更新，删除"时间依赖性"一词，因为负载前的固定愈合期不再是绝对要求。

Dental Implants for Hygienists and Therapists, First Edition. Ulpee Darbar.
© 2022 John Wiley & Sons Ltd. Published 2022 by John Wiley & Sons Ltd.

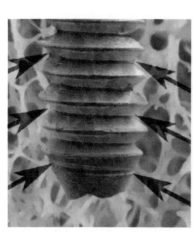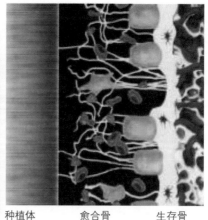

种植体   愈合骨   生存骨

图2.1 骨结合中骨与种植体接触界面。

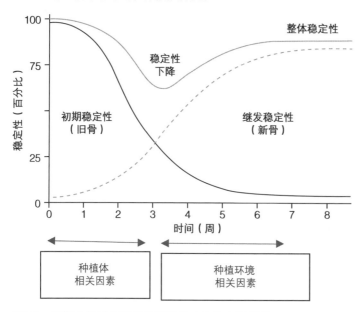

图2.2 初期（机械）稳定性和继发（生物）稳定性。

骨结合的影响因素

影响骨结合的因素可分为种植体相关和种植环境相关因素（表2.1）。

• 种植体相关因素

这些因素主要影响种植体的机械锁合，是促进骨结合的基础。它们包括种植体材料（生物相容性）、种植体设计以及种植体宏观、微观表面特征。

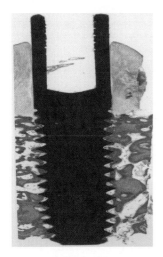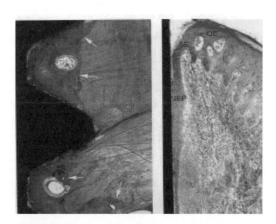

图2.3 骨结合显示种植体表面与骨的紧密界面，无软组织介入。

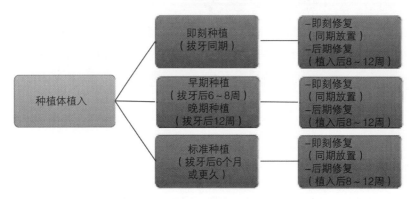

图2.4 种植体植入和修复的时间线。

种植体表面特征的渐进性改变改善了种植体植入时的初期稳定性，缩短了愈合时间。

－种植体材料

种植体材料不会直接影响种植体的机械稳定性，但可以确保生物相容性。

○商用纯钛（cpTI）

纯钛暴露到空气中时，会立即形成稳定的惰性氧化层，该氧化层具有非常好的生物相容性。根据纯度和加工氧含量分为1~4级，其中1级纯度最高，氧含量最低（0.18%）；4级纯度最低，氧含量最高（0.4%）。对于不同等级，污染物的含量不同，例如铁可以抗腐蚀，铝可以提高强度和降低密度，

表2.1 骨结合的影响因素

种植体相关因素 机械稳定性=初期稳定性 （初始周期）	种植环境（受体）相关因素 生物稳定性=继发稳定性
材料（生物相容性） • 商业纯钛 • 钛合金 • 锆	种植床条件 • 血供 • 骨质量：Ⅰ型、Ⅱ型、Ⅲ型、Ⅳ型
设计 • 形状 • 螺纹	种植位点外科准备 • 不过热 • 充分降温 • 技术水平 • 顺序备洞
表面 • 机械加工（车削） • 等离子喷涂/激光 • 喷砂 • 酸蚀 • 阳极氧化处理 • 涂层 • 化学处理	愈合期 • 受上述因素影响延长 • 术后创伤 • 吸烟 • 护理 • 修复体
直径和长度 • 窄径、常规、宽径 • 短、标准、长	负载情况 • 即刻 • 早期 • 晚期 • 标准
受术者相关知识、技术、能力的影响	

钒可以清除铝，从而提高耐腐蚀性。4级cpTI具有最高的强度、最高的钝化性和与骨相当的弹性模量，因此是制造牙种植体的首选材料。其主要缺点是抗磨损性低，灰色金属在牙龈组织较薄的患者口内透光，导致美学效果受损。

　　○ 钛合金

cpTI的合金化提高了材料的强度和耐磨性。

　　○ 钛、铝和钒合金（Ti6A14V）

　　这种合金主要用于牙种植体，含有6%的铝、4%的钒、高达0.25%的铁和0.2%的氧，其余为钛。该材料具有优异的抗疲劳性和耐腐蚀性，弹性模量较低，由于植入材料与周围环境骨不匹配，因此会产生"应力屏蔽"效应。这种合金会释放少量铝和钒离子，可能与过敏反应、细胞毒性作用和神经系统疾病有关。钛合金制成的种植系统通常比使用cpTI的种植系统价格略低。

　　○ 钛锆合金（Ti–Zr）

该合金已被证明具有生物相容性、生物活性和机械稳定性，并具有与cpTi相当的性能。据报道，其有显著改善成骨细胞与种植体表面附着的趋势。Straumann公司生产的"Roxolid"种植体由这种合金制成，已上市5年多，成功率很高。这种材料的强度使得内部连接的种植体直径更小。

　　○ 锆/陶瓷

锆是一种生物陶瓷材料，因其美观性而作为植入材料并受到欢迎，在20世纪90年代首次作为植入材料进行测试。锆的氧化物相对钛表面，骨融合能力较差，但蚀刻技术已被用于改善其骨融合的质量和范围。市场上有两种锆种植体。"Ceraroot"种植体是一种酸蚀锆种植体（Oral Iceberg），Straumann Pure ZLA也是一种酸蚀陶瓷种植体（图2.5）。

　　– 种植体设计

种植体的设计，如种植体的形状和螺纹配置，有助于改善植入时的初期稳定性。直径和长度等其他参数也很重要，并间接影响初期稳定性。

　　○ 种植体形状

种植体的形状确保骨与种植体之间有紧密接触，并有助于力向骨骼传导分散。无螺纹种植体有圆柱状、平行边和锥形3种形状，通过"压入"方式插入种植位点（图2.6）。由于治疗效果不佳，这些种植体已不再使用。平行边和锥形/圆锥形螺钉（也称为螺纹）形式的种植体应用广泛，平行边种植体更受欢迎。最近广泛应用的混合设计种植体更是结合了这两种形状的特点（图2.7）。混合设计旨在增加种植体与骨之间的接触面积，并缓解因不同螺纹设计而产生的应力集中，从而提高稳定性、减少愈合时间（图2.8）。大多数种植系统都将这些"混合"版本引入了它们的产品组合，同时仍然保留了标准的植入设计。

　　○ 种植体螺纹

种植体螺纹有助于改善骨的应力分布，决定了种植体放置时的稳定性。稳定性程度取决于称为螺纹深度、螺距、螺纹的轮廓及构造（图2.9）。螺钉样种植体的螺纹设计用于进入牙槽骨，从而提高初期稳定性，螺纹、螺距

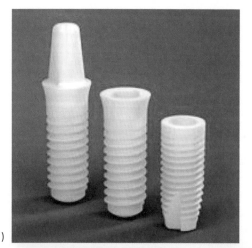

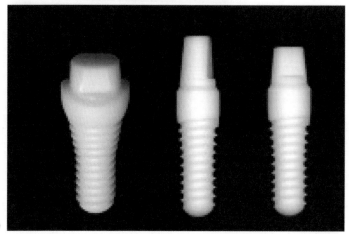

图2.5 锆种植体。（a）Straumann。（b）Ceraroot。

越尖锐，稳定性越好。随着种植体的外科系统朝着即刻和延期放置的方向发展，这一特性已被引入到大多数种植系统中。图2.10显示了影响骨骼应力集中的不同螺纹构造和形状。大多数种植系统采用螺纹组合设计，包括冠方锥形微螺纹轮廓、双螺纹和三螺纹构造，以及增加的螺纹宽度、螺距和螺纹深度的设计处理。在冠方使用微螺纹被认为可以增加冠方骨与种植体之间的接触，从而降低冠方骨缺失的风险，而螺距与深度的变化旨在更快地穿透骨，从而降低骨创伤的风险。这些设计上的改变提高了初期稳定性，促进更快的骨结合和愈合（图2.11）。

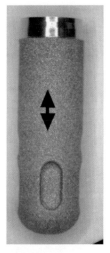

图2.6 采用压入方式植入的圆柱形种植体（具有TPS涂层表面的IMZ植入物）。

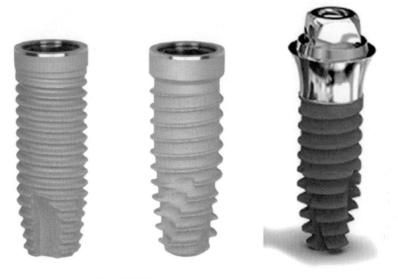

图2.7 平行边和锥形种植体。

– 种植体表面

种植体表面形貌影响种植体表面对成骨细胞的吸引力，粗糙表面通过增加成骨细胞可黏附的表面积和细胞活动来促进成骨。表面粗糙度可以在宏观（几微米到几毫米）、微观（1～10μm）和纳米（1～100nm）水平上描述，

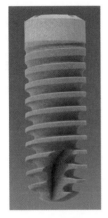

图2.8 混合设计种植体（冠方平行边，根方锥形）。

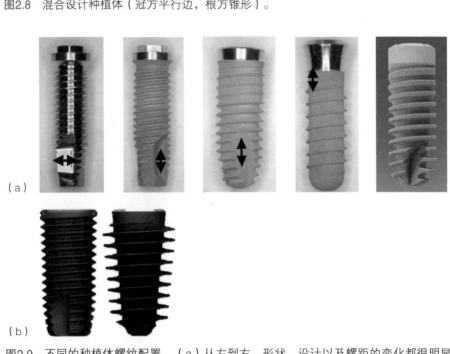

图2.9 不同的种植体螺纹配置。（a）从左到右，形状、设计以及螺距的变化都很明显。（b）不同的螺纹和螺距（宏观设计）。

不同水平对细胞愈合有深远影响，加速成骨细胞的迁移和增殖，从而提高骨结合率。"车削"表面的机械加工种植体是最先被使用的，虽然在宏观层面上，表面看起来很光滑，但在显微镜下，种植体处理仍然会在表面产生一些不规则痕迹。这种不规则痕迹会增加表面积，但随着不同技术被使用，这些种植体在很大程度上被具有不同表面形貌的种植体所取代。修饰种植体表面

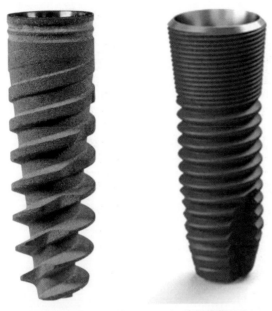

图2.10 显示了种植体螺纹设计的渐进变化：左侧的种植体显示了螺纹深度和螺距的变化；右侧的植种植体则显示了冠方的微螺纹，旨在改善与冠方骨的接触。

的两种主要方法是去除或添加表面材料。前者包括酸蚀以及使用研磨材料进行喷砂处理和激光表面处理；后者包括羟基磷灰石涂层和钛等离子喷涂，氧化或阳极氧化以及通过物理或化学方法沉积纳米颗粒。图2.12显示了这些方法处理后的电子显微镜下表面形态。等离子喷涂和激光处理现已不再用于骨融合段的表面处理，因其骨融合率与机加工表面类似；但激光处理可促进牙龈组织黏附，被称为"激光锁定"，被一种种植系统作为其特色之一，该系统表示，这种锁定机制会促进牙龈组织纤维与表面结合。表2.2显示了根据表面粗糙度分类的不同代种植系统。

– 种植体直径和长度

多年来，种植体的直径发生了变化，以改善修复体的外形。早期的牙种植体只有一个直径（3.75mm）；然而，随着不同类型的牙齿开始被种植体取代，显然需要不同的直径来避免修复体的"蘑菇头"设计。如今，种植体直径分为3组，窄径（直径2.8~3.4mm）、常规（直径3.75~4.1mm）和宽径（直径5~6mm），每组都与相应的牙齿类型相匹配，使上部修复体有合适的轮廓，保持牙龈组织健康（图2.10），每个直径组都有颜色编码以便使用。在牙槽嵴萎缩的情况下，建议种植体长度达20mm，以实现双皮质稳定，其中颌

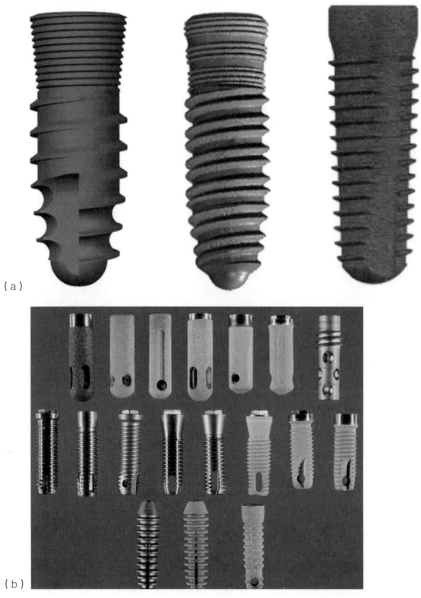

（a）

（b）

图2.11 （a）种植体形状和螺纹轮廓的渐进变化。（b）不同类型的种植体。

骨和牙槽嵴边界的皮质骨被卡住以获得稳定性。这个概念现在已经随着改良的种植体表面促进愈合而发展，平均种植体长度为11～13mm。以前，建议使用的最短固位种植体为7mm。如今，由于考虑在骨高度条件差的位置种植，因此可以使用长度为4～6mm的更短种植体植入固位，从而避免进一步外科干

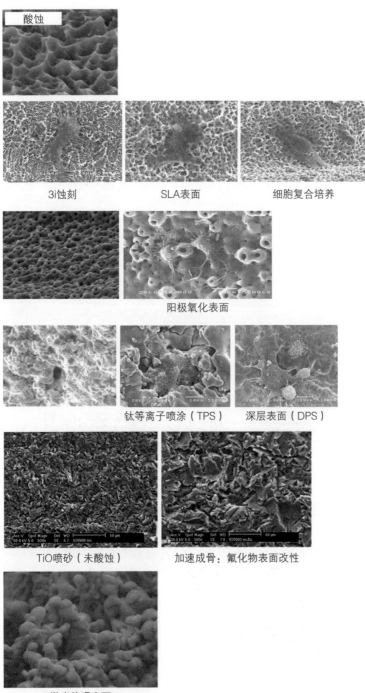

酸蚀

3i蚀刻　　　　　SLA表面　　　　　细胞复合培养

阳极氧化表面

钛等离子喷涂（TPS）　　深层表面（DPS）

TiO喷砂（未酸蚀）　　　加速成骨：氟化物表面改性

激光处理表面

图2.12　不同表面形貌的电子显微图；酸蚀、喷砂、喷砂加酸蚀、阳极氧化、等离子喷涂、激光处理。SLA表面做了喷砂和酸蚀双处理。

表2.2 不同代的具有表面修饰的种植系统

代数	表面处理	系统类型	种植系统
1	无	叶状、骨膜下、支架式、穿骨式	
2	弱	机械（车削）	Old Brånemark（Nobelbiocare）
		钛等离子喷涂（TPS）	Old Straumann
		涂层	Old IMZ
3	强反应	中度粗糙表面	
		喷砂和蚀刻	Straumann SLA Dentsply Frialit and Friadent
		蚀刻	Biomet 3i
		阳极氧化处理	Nobelbiocare TiUnite
		喷砂	Dentsply Astra TioBlast
		激光烧蚀	Biohorizons Laser Lok
4	最佳反应	化学活性	Straumann SLA Active
		氟化物涂层	Dentsply Astra
		磷酸钙涂层	Biomet 3i
		生物活性离子和双膦酸盐	Experimental

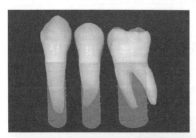
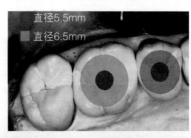

直径5.5mm
直径6.5mm

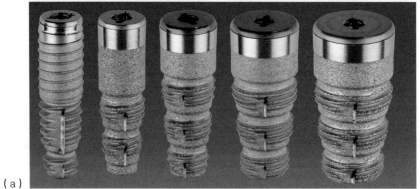

（a）

图2.13 （a）种植体直径与牙位相匹配，为修复提供更好的牙轮廓。

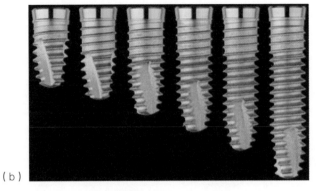

（b）

图2.13续 （b）不同种植体长度。

预的需要（图2.13）。不同直径与长度的使用应基于与患者商定并最终确定的治疗计划。

• 种植环境因素

这些因素会影响骨结合过程的第二阶段，在此阶段，种植体达到继发稳定性。包括受区的状态、手术技术、愈合期和负载条件，这些决定了初始愈合阶段血凝块的血管化和稳定性。

– 受区的状态

受区是种植体植入区的牙槽骨和周围软组织。这些组织的健康状况对于种植体与骨结合程度至关重要。种植体放置后，需要良好的血管化能力（受区供血能力），以促进血凝块的形成，并将细胞重塑为骨形成细胞。在血供受损或减少的部位，由于缺乏成骨细胞，骨结合的速度将受到影响。骨的血供能力取决于骨质量，骨质量由皮质骨与松质骨的比率来评估：Ⅰ型，致密，几乎没有松质骨；Ⅳ型，柔软，主要是松质骨（图2.14）。由于骨细胞数量减少，Ⅰ型骨的血供较差，因此需要在位点准备过程中使用"攻丝"的专业技术，以最大限度地降低放置过程中压力和过热导致骨坏死的风险。Ⅳ型骨类似于"流沙"，具有良好的血供，但密度较低，因此需要在位点准备过程中进行调整，如使用专用工具（如骨挤压器），以确保种植体的初期稳定性。在最初的愈合期，种植体或血凝块的任何移动都会导致纤维组织形成和骨结合丧失。吸烟会影响软组织和骨骼的血供，从而对愈合产生负面影响，影响骨结合的质量，也会增加并发症的风险。

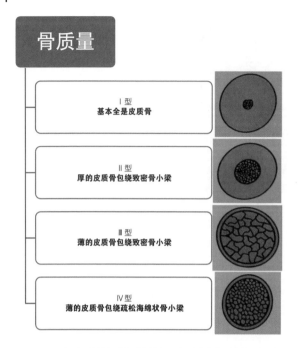

图2.14　由皮质骨与松质骨的比率来划分骨的不同类型。

－手术技术

　　手术技术对于确定骨结合的预后至关重要。手术备洞过程中需确保种植位点骨不会过热至47℃以上。使用锋利的钻头并按照不同种植系统按建议的速度，依次使用800～1200rpm的转速备洞，以防止过热。在整个钻孔过程中，必须通过大量的水冷却和最小的压力进行控制，以实现无损伤的位点准备。一般使用小圆钻或锐钻穿通皮质骨板，再逐渐增加麻花钻直径，使植入部位达到所需的植入深度和直径。最终钻通常略小于种植体直径，这有助于确保种植体表面与骨的良好贴合（图2.15）。柱状种植体植入术提倡逐级备洞，而锥形或混合设计的种植体配有匹配的钻，使用时可微调。过度预备的种植位点要么会影响种植体的初期稳定性，要么会对骨造成创伤，导致骨结合失败。

－愈合期

　　早期种植体的愈合期至关重要，可能长达6个月；如今，随着新一代种植体的出现，愈合期可在一天内完成，如即刻种植即刻修复。然而，总体来

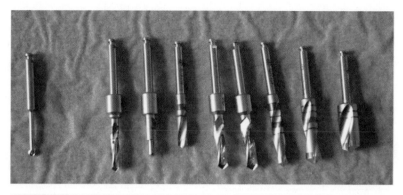

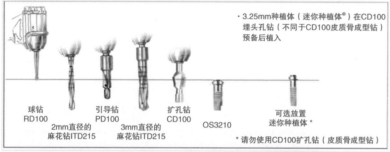

（a）

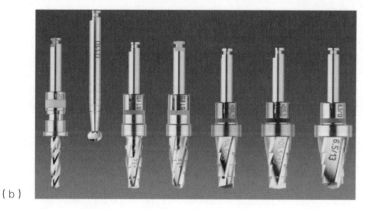

（b）

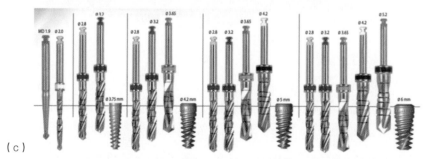

（c）

图2.15 钻头顺序显示钻头形状的增量变化。（a）平行边钻头的线性流程。（b）锥形种植体的钻头。（c）与种植体直径相匹配的钻头尺寸。

说，治疗计划设计对种植体植入的成功预后至关重要，那些做了大面积骨增量的病例，可能仍需要6~8个月才能愈合。

　– 负载条件

早期种植体的上部修复负载时间定为6个月；如今即刻负载和6周内负载都很常见。种植体的加载时间取决于骨的质量、获得的初期稳定性以及植入时进行的骨增量范围。可根据上述因素设计负载方案，其中，初期稳定性至关重要。新的种植体由于更具侵略性的螺纹设计，极大地加强了初期稳定性，但不正确的过早负载仍将影响骨结合质量，导致种植失败。因此，在治疗计划最初就需考虑到负载时间，并随机应变。

成功率和存活率

种植操作受到许多参数的影响。种植操作的预后常混用成功率或存活率来描述，二者意义不同。一个成功的种植体是原位的、没有任何并发症的。理想情况下，种植体应该已经至少使用5年，没有生物学/机械并发症的记录，周围组织保持健康，边缘骨质水平稳定。成功植入的种植体在负载第一年后会有1.5mm的边缘骨吸收，然后根据植入类型和植入时使用的技术，每年边缘骨吸收0.1mm。植入后前两年，软组织水平周围的骨重建略少，与骨水平种植系统一样，每年的骨改建为0.1mm。边缘骨吸收是定义种植成功与否的主要标准之一。Albrektsson等（1986年）最初提出的标准如表2.3a所示，之后的其他标准包括探诊出血和种植体周围组织健康。根据这些标准，10年内的种植成功率为90%~95%。种植成功判断标准须包括种植体稳定性、种植体周围软组织、上部修复和患者满意度的信息。表2.3b总结了不同判断标准下成功率的报道，很明显，当对定义成功的所有标准进行综合评估时，种植成功率降低，因此，种植成功率受到多因素影响。另一方面，存活的种植体是指有炎症史、感染或折断等并发症的原位种植体。10年内种植体的存活率为89%~96%，其中94.6%的患者在13年内报道有1.3mm的边缘骨吸收。总的来说，植入成功率和存活率分别为88.0%和97.2%，但在所有88%存活的种植体中都出现了明显的骨缺失。由于研究之间使用不同的结果评价指标，一些报道的成功率为74%，存活率为100%，因此需要谨慎评估文献中的存活率和成功率的数据。

表2.3a Albrektsson等（1986）建议的成功标准

1	临床检查时无移动的独立种植体
2	影像学检查无种植体周围透射影
3	种植体使用1年后，每年骨缺损＜0.2mm
4	无持续疼痛、感觉异常、不适或感染
5	根据这些标准，在5年观察期结束时的成功率为85%，在10年观察期的结束时为80%，这是成功的最低水平

表2.3b 牙科种植修复成功标准[1]

成功标准	描述	固定的全口义齿（6篇文章）	覆盖义齿（5篇文章）	固定桥（8篇文章）	单冠（10篇文章）
种植体水平	疼痛*	4	5	5	7
	使用1年后每年骨缺损＜0.2mm*	2	3	4	3
	影像学投射影	3	3	5	7
	活动度*	5	5	6	8
种植体周围软组织水平	探针深度＞3mm*	2	1	2	2
	化脓*	3	3	5	6
	出血	2	0	0	0
	肿胀	1	0	0	0
	牙龈退缩	1	0	0	0
修复体水平	轻微并发症（椅旁可处理）	2	0	0	0
	严重并发症（失败）	2	0	1	0
	美学*	1	0	0	0
	功能*	1	2	3	3
患者满意度	不适/感觉异常*	4	4	1	4
	外观满意度*	1	0	4	1
	咀嚼能力	1	0	0	0
	品尝能力	1	0	0	0

*最常用的标准

不同的种植系统与病例复杂度之间存在一定程度的差异，在有牙周炎史和吸烟史患者口内存活率较低。因此，定义种植体的成功是复杂的，包括种植体（设计、表面）、患者（期望值、软组织、骨骼、社会经济情况和全身病史）和手术者（经验、知识、能力）。

种植失败是各种原因导致的种植体移除或脱落。种植失败是多因素造成的，包括与位置、手术者和患者相关的因素。据报道，植入术后第1年的失败率是6%、前10年的失败率是10%、15年的失败率是12%。表2.4总结了影响种植成功率的因素。

新概念

随着天然牙替代的临床方案范围不断扩大，人们开始探索更新、更简单的方法来替换晚期骨缺失患者缺失的牙齿。种植体制造商一直在寻找解决挑战性问题的方法，目前已经引入了以下新概念来帮助克服其中一些挑战，特别是对于希望拥有固定解决方案或优化其功能及健康的晚期骨缺失患者。

• 种植体支持式的跨牙弓全口种植（All on 4或All on 6）

这一方案主要针对后牙区重度骨吸收的患者，这类患者后牙区骨量有限，但不想进行上颌窦提升术或大面积垂直向骨移植。缺失的牙齿用修复体代替，修复体固定在4~6颗种植体上，这一方案的成功取决于严格的治疗计划。牙周/种植医生需要与口腔卫生士/牙科助手及技工团队合作。其中，口腔卫生士/牙科助手是该团队的关键成员。因为，这类后牙区大面积骨吸收的病例往往是牙列缺失、重度牙周炎、广泛龋齿和牙齿破坏严重的患者。这类患者的依从性给治疗带来了挑战，尤其是如果不良行为习惯导致牙齿大量破坏和缺失，他们会如何维护种植体。该理念提倡在拔牙和放置4颗种植体（有时是6颗种植体）后，在同一天为整个上颌或下颌用螺丝固位修复体完成修复，并引入"当日种植修复"理念。前牙区的致密骨用于放置种植体，后牙区种植体以35°~45°的角度放置，避开上颌窦腔和下颌神经管（图2.16）。固定义齿由丙烯酸或复合材料制成，与钛、整体锆或瓷熔合在一起，粘接在钴铬框架上。治疗计划与设计至关重要，不正确的计划将导致种植体过载，引起骨缺失和失败。患者相关因素起着关键作用，应仔细考虑，尤其是当患者从天然牙过渡到种植义齿时可能会不适应。义齿通常会很庞大，这类患者

表2.4 影响种植成功率的因素

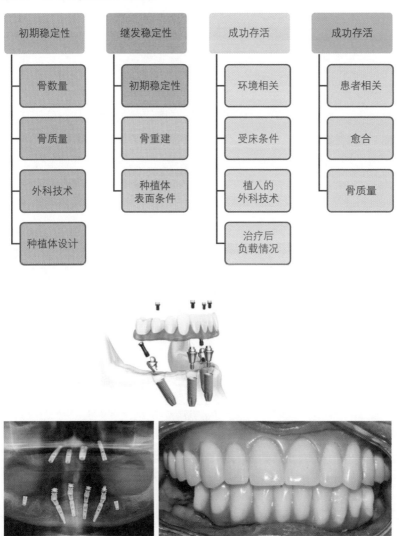

初期稳定性	继发稳定性	成功存活	成功存活
骨数量	初期稳定性	环境相关	患者相关
骨质量	骨重建	受床条件	愈合
外科技术	种植体表面条件	植入的外科技术	骨质量
种植体设计		治疗后负载情况	

图2.16 All on 4理念。

发音可能会有问题，其咬合功能也是挑战，尤其是佩戴活动义齿的患者。由于种植体周围缺乏反馈，而牙齿周围有牙周膜，种植体周围的本体感受会不同于天然牙，患者可能会在没意识到的情况下产生过大的咬合力。因此，这些患者会产生更高的咬合负载，尤其是如果患者有功能失调的倾向时，可能会导致骨折和失败。据报道，10年内All on 4或All on 6的成功率高达95%，其主要并发症是种植体上部义齿连接处因过度应力和种植失败而断裂。

Nobelbiocare最早引入了All on 4理念，现在在所有其他种植系统也提供了上述方案。

- 微型种植体

这些种植体已被用作骨宽度不足的常规种植体的替代物，是一种坚固的一体式螺钉。直径很窄（1.8mm），小于传统种植体。一体式的球状顶部凸出牙龈，可用于固定义齿和桥。它们使用起来更简单，没有单独的基台，因此修复也更容易。价格更便宜，但失败率高。由于尺寸不同，根据用途，可能需要多颗种植体（图2.17）来完成修复，须根据预后判断来选择性应用。

学习要点

- 描述骨结合的概念
- 解释影响骨结合的因素
- 讨论不同表面的作用
- 根据基础知识解释骨结合在患者身上面临的挑战

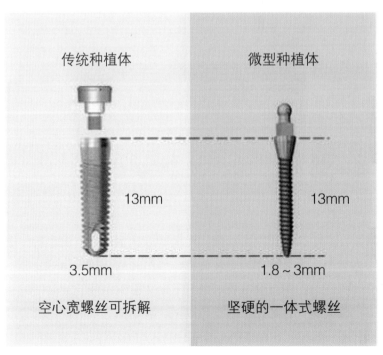

图2.17 微型种植体与标准种植体的比较。

- 分析患者相关因素在影响愈合和骨结合中的重要性
- 评估成功、存活和失败的参数，并了解已发表数据的局限性
- 描述可替代的概念

参考文献

[1] Mohd Axlan Sunil, N., Ashok, and Dharaj. (2015). Criteria for success in dental implants: A systematic review. *International Journal of Scienceand Research* 6: 391.

[2] Park, N. and Kerr, M. (2020). Dental implant surfaces. *Dentistry Key*.

[3] Albrektssib, T., Zarb, G., Worthing, P., and Eriksson, A.R. (1986). Long term efficacy of currentused dental impalnts – A review and proposed criteriaof success. *The International Journal of Oral & Maxillofacial Implants* 1 (1): 11–25.

[4] Albrektsson, T. and Jacobsson, M. (1987). bne-metal interface in osseointegration. *Journal of Prosthetic Dentistry* 57 (5): 597–607.

[5] Tagliareni, J.M. and Clarkson, E. (2015). Basci concept and techniques of dental impalnts. *Dental Clinics of North America* 59 (2): 255–264.

[6] NBarfeie, A., Wilst, J., and Rees, J. (2015). Implant surface characteritis and their effect on osseointtegration. *British Dental Journal* 218: 1.

[7] Papaspyridakos, P. and Singh, M. Success criteria in implant Dentistry: A systematic review.

[8] Ball, A. and Xia, W. (2011). Dental Implant Surface, physicochemical properties, biological performance and trends Chapter.

[9] Park, N. and Kerr, M. (2020). Dental implant surfaces: Dentistry key. Chapter 9, 197.

[10] An Do, T., Son Le, H., Shen, Y., Huang, H., and Fuh, L. (2020). Risk factors related to later failure of dental implants – A systematic review of recent studies. *International Journal of Environmental Research and Public Health* 17 (3931): 1.

[11] Buser, D., Sennerby, L., and De Bruyn, H. (2000). Modern **implant** dentistry based on osseointegration: 50 years of progress, current trends and open questions. *Journal of Periodontology* 73 (1): 7–21. 2017 Feb.

第3章
种植系统

　　种植系统是基于第2章所述的原则而设计的。各系统的共同设计特点都是为了缩短愈合时间和加速骨结合，为患者缺失牙提供更快的修复重建。种植修复体由3个部分组成，每个部分之间的连接就像拼图中的一部分（图3.1），每个部件的适配精确度在一定程度上决定了种植修复的成功率。图3.2显示种植牙与天然牙的相似之处。如今临床上有很多兼容的复制配件（如各加工厂提供的切削基台）可供选择，但这些配件多在加工厂复制生产，精度不高，容易在远期产生机械并发症，如基台折断等，因此尽可能使用原厂配件，才能保证各部件间的匹配精度。如今患者和临床医生都在共同推动种植体需求的不断增长，医生努力满足患者的需求，制造商也为这些需求提供了各种解决方案，新的设计和配件不断涌现，其中许多配件几乎没有公布的数据。许多主流的种植体制造商也生产了新的种植体和修复产品系列（如更小直径的两段式种植体、超短种植体等），但支持其长期成功的证据有限。这些产品的重点是满足患者需求，希望更快地解决种植问题，但并不能克服生物因素的限制，甚至是以牺牲种植体的骨结合为代价，大家在应用时须慎重。总的来说，每个种植系统都有属于自己的特性，以骨结合为基础，满足种植成功的各项基本原则。

　　所有种植系统都由以下几个部分组成（图3.1）：

　　A. 种植体（也称固定装置部件）

　　这是仿生天然牙的牙根部分，必须通过外科手术植入颌骨内，使种植体与颌骨产生骨结合。前一章已经介绍了种植体在增强骨结合方面的不同设计特征和表面处理。种植体的设计有助于将种植体轻松植入颌骨中，而不造成过大的机体损伤。部分种植系统在顶部具有特殊的设计，以便于更容易地放

Dental Implants for Hygienists and Therapists, First Edition. Ulpee Darbar.
© 2022 John Wiley & Sons Ltd. Published 2022 by John Wiley & Sons Ltd.

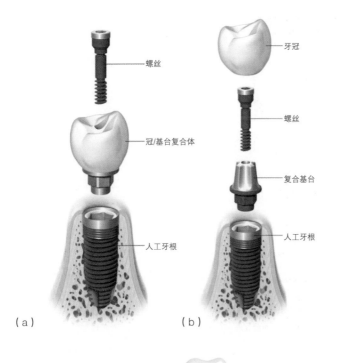

螺丝

牙冠

冠/基台复合体

螺丝

复合基台

人工牙根

人工牙根

（a）

（b）

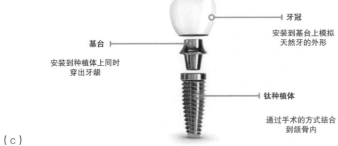

基台
安装到种植体上同时
穿出牙龈

牙冠
安装到基台上模拟
天然牙的外形

钛种植体
通过手术的方式结合
到颌骨内

（c）

图3.1　种植固定修复体的组成部分。（a）单个螺丝固位的种植修复体。（b）双螺丝固位的种植修复体，基台螺丝将基台固定到种植体后，再利用修复螺丝将修复体固定在基台上。（c）基台连接固定到种植体后，牙冠粘接固定在基台上。

入种植体（如携带体）。种植体的顶部被称为"平台"，平台内具有连接基台的特殊接口，而这些接口的连接类型会影响种植体边缘骨的稳定性。有研究表明，平台-基台连接界面的微间隙会导致种植体边缘骨吸收；当该连接界面向平台内侧移位，种植体周围的边缘骨更容易保持稳定，这个发现在现在被称为"平台转移"技术（图3.3），被绝大多数的种植系统所接受和采用。在平台上基台与种植体的连接处，被称为"种植体-基台连接界面"。

　　这个界面对于防止修复体的旋转运动至关重要，基台常通过其光滑或粗

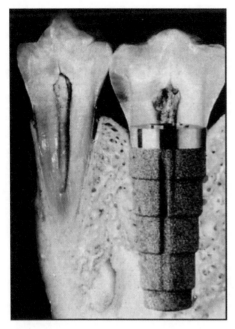

图3.2 种植体模拟天然牙根，显示了与天然牙齿相似之处。

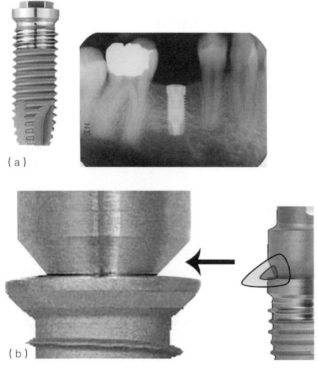

（a）

（b）

图3.3 （a）种植固定装置（也叫螺钉）。（b）平台转换。

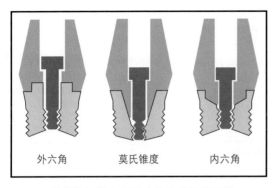

图3.4 种植体与基台不同连接方式的截面图。

糙的连接体插入到种植体内连接固定。

种植体与基台的连接主要有两种方式（图3.4）：

• 外连接

种植体顶部平台以六角形或八角形冠方向外凸，基台对应的部分内陷嵌合，因种植体与基台的连接部位于种植体顶部平台的冠方，这种连接方式被称为"外连接"，六角形比八角形更为常见。这种连接方式的旋转中心因为高于种植体顶部平台，因此降低了该界面的机械稳定性，导致修复体中央螺丝松动的频率增加。同时采用这种连接方式的种植体的应力分布主要集中在种植体颈部边缘区和根尖区，所以大多数种植系统已经不再采用这种连接方式。

• 内连接

种植体与基台的连接部位于种植体内部，连接紧密，可以有效阻止基台的微动，减小微渗漏，并将行使功能中产生的力和机械应力通过种植体更均匀地向骨内分散传递，较外连接更有优势。而不同的种植系统有不同的内部连接方式，这些结构包括：

- 六角形
- 双六角形
- 柱状内六角
- 三叶状
- 带有5.7°或8°莫氏锥度的连接体
- 带有11.5°莫氏锥度的连接体

图3.5显示了不同类型的连接。虽然使用了这些不同的连接，但它们不

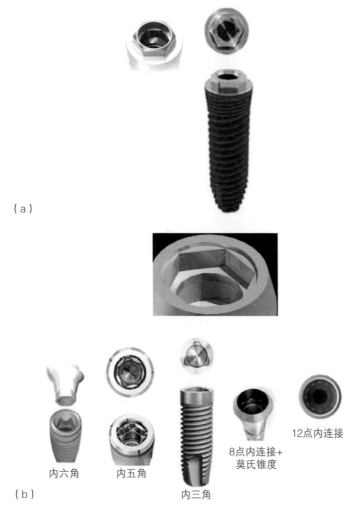

（a）

（b）

内六角　　　内五角　　　内三角　　8点内连接+　　12点内连接
莫氏锥度

图3.5 （a）外部连接，连接部位于种植平台的顶部。（b）不同方式的内部连接。

影响种植体存活率或并发症发生率，内部连接系统也显示了更低的边缘骨缺失。如今，多数的种植系统都选择中等粗糙的表面处理和内连接方式。表3.1显示了不同种植系统的连接方式。种植体植入时需要根据不同的连接方式进行对应的调整，这部分内容将在第5章中介绍。

B. 穿龈部分

该部件将种植体连接到口内。可以是愈合基台，用于在一期或者二期手术后将种植体与口腔连接起来，也可以是支持和固定修复体的基台。种植体是独立的，位于牙槽嵴水平，需要一个单独的穿龈部件的种植体（被称为"两段式或骨水平种植体"）。但穿龈部件不是独立的，而是种植体的一部

表3.1　与不同种植系统相关的连接类型

连接类型	外部连接		内部连接	
	结构	系统	结构	系统
滑动就位	外六角形	Brånemark（Nobel biocare）	内六角形	Core Vent
	外八角形	Straumann Narrow Neck	12点双六角形	Biomet 3i
	外齿轮	Calcitek	内八角形	Omnilok
			内花键	Neoss
			三通道	Nobel biocare replace select
摩擦就位	1.5° 莫氏锥度+圆锥六角形	Swede Vent	内六角形	Zimmer Biohorizon Dentsply Xive
			5.7° 莫氏锥度	Biocon Ankylos
			8° 锥形螺丝固位（莫氏锥度/锁紧锥度）	Straumann; Osteo Ti Biomet TG
			11.5° 锥形螺丝固位	Astratech
			5.7° 莫氏锥度	Ankylos

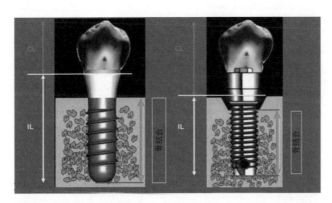

图3.6　左侧一段式种植体（软组织水平）与右侧两段式种植体（骨水平）的比较。

分，这种类型的种植体被称为"一段式种植体或软组织水平种植体"（图3.6）。后者的优点是种植体植入后对牙龈组织的干扰较小。

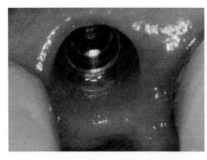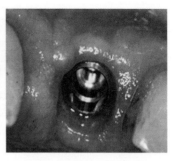

图3.7　两段式（平台与牙槽骨平齐）与一段式（平台位于龈缘的下方）种植体顶部平台所在位置的比较。

• 两段式或骨水平种植体

　　这些系统通常将种植体作为一个部分，而穿龈部分作为第二个部分，两部分通过前述的内连接或外连接的方式连接在一起。种植体通常被放置在牙槽骨水平的位置或稍深的地方。在种植体植入时通过覆盖螺丝或愈合帽将种植体保护起来。

　　当放置封闭螺丝时种植体被牙龈瓣覆盖，需要二期手术将其暴露并通过愈合基台连接到口腔。而在种植手术结束时放置愈合基台，则避免了二期手术的需要。图3.7显示了骨水平种植体与软组织水平种植体周围软组织的愈合情况，两者差异不大。一旦骨结合完成，可使用穿龈基台将修复体与种植体连接，或者将穿龈基台与修复体结合并作为一个整体再与种植体连接（如预粘接技术）。两段式种植系统的主要优点是：

　　　– 多功能性和灵活性，尤其是在对最终牙龈组织位置有疑问的情况下
　　　– 可提供进一步的美学效果
　　　– 可以定制个性化基台
　　　主要缺点是：
　　　– 治疗时间可能延长
　　　– 可能需要二期手术
　　　– 每次移除愈合帽时，牙龈附着受到破坏
• 一段式或软组织水平种植体

　　穿龈部分作为一个整体与种植体连接。根据手术需要将种植体的顶部放置在牙龈边缘水平或龈缘下2mm的位置。在种植体顶部放置愈合帽或保护帽。一段式种植体的主要优点是：

– 无须二期手术

– 最大限度减少对软组织附着的破坏，提供更好的软组织稳定性

– 简单

主要缺点是：

– 由于穿龈角度固定，几乎没有空间改变，因此需要仔细考虑治疗计划

– 对该系统要有很好的理解，特别是用于年轻患者时，穿龈的金属部分暴露在口腔中影响美观，或者影响遮色效果，最终影响修复体的色泽和美观

– 如果牙龈组织很薄，牙龈会透金属的颜色

图3.8显示如果不正确规划和使用一段式种植系统可能出现的问题。这些种植体将需要被移除以解决美学问题，因为修复过程中无法对其进行修改。

对于一段式和两段式种植体之间的选择需要根据临床需求来确定；而临床医生在设计病例时应意识到这两种类型的各自局限性，以免遇到如图3.8所示的情况。因此，有必要对各种种植体的类型有一个很好的了解。如果计划得当，一段式种植体即使用来修复美学区的牙齿，也不会有任何美学风险。口腔卫生士/牙科助手也应该了解这些差异，因为这些会影响种植体周围软组织的健康，进而影响到种植体周围软组织封闭的效果。

• 穿颧种植体

这类种植体被植入到患者的颧骨，用于上颌骨后部极度萎缩或上颌窦提升手术失败的患者。第5章中涉及的不同方案可以用来修复这类种植体，这些种植体常与上颌前部2~4颗常规种植体一起完成上颌半口的固定修复。起于后牙区的牙槽嵴顶，经过上颌窦的侧壁，注意不要穿透施耐德膜（Schneiderian膜）（窦内入路）或经窦外入路（图3.9），最后植入固定到颧骨。这些种植体的植入路径很长，对技术要求很高，需要高水平的技术才能完成，其最常见的并发症是上颌窦感染。据报道，穿颧种植体12年内的存活率高达96%。

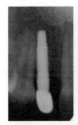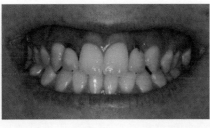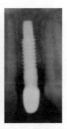

图3.8 24岁女性患者在19岁时植入了一段式种植体。现在，金属颈圈从菲薄的牙龈组织中暴露出来，明显影响美观。X线片显示，穿龈基台与邻牙釉牙骨质界相对的位置不正确。

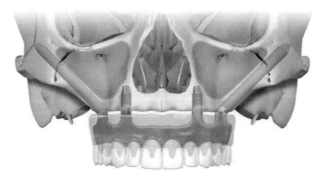

图3.9 穿颧种植体。

C.修复体部分

修复体非常重要，因为它们决定了最终的外观和美学效果，这是患者可看到的最终效果。这些修复部件可以是可拆卸的，也可以是固定的，这取决于种植治疗的适应证。它们分为两大类，包括临床应用的组件和技师制作修复体所需的技工室组件。临床组件通常包括以下内容：

• 印模帽

这是一个用于将口内种植体和/或基台的位置以及软组织的临床信息传递给修复体制作人员的装置。这些信息可以通过两种方式收集。

– 种植体水平印模

在这两种情况下，印模帽都直接连接在替代体上。主要区别是，前者使用带孔的开放式印模托盘，这样在取印模时，印模帽就会从托盘上穿出来。在取下印模前，将其旋松，印模中的转移杆连同硅橡胶印模一起从口内取出；而闭口式印模在取下时，转移杆留在种植体上，这时就需要将转移杆从种植体上拧下，与替代体连接后重新就位到印模中，注意确保其完全就位（图3.10）。前者被称为"开放式印模技术"，后者被称为"闭口式印模技术"。在这两种情况下，重要的是要确保转移杆与种植体的连接是完成正确的，因为任何差异都会转移到最终的修复体上导致修复体戴入时不能完全就位。在技师灌注模型之前，将种植替代体连接到转移杆，以复制种植体在口腔内的情况。只有在单颗种植体或多颗种植体对位良好的情况下，才可以使用封闭式印模。如果种植体是分散的或对位不确切的，则应使用开放式印模技术。

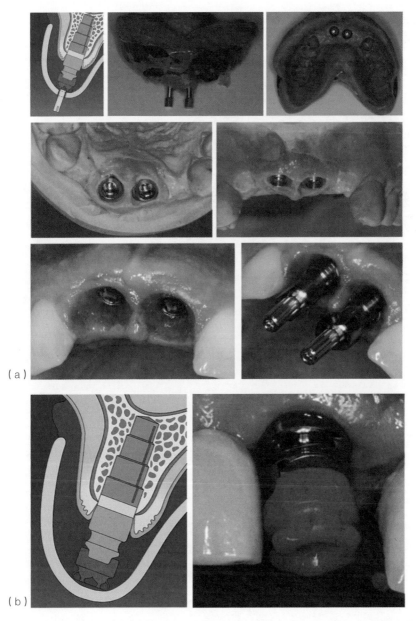

图3.10 印模技术。(a)开放式托盘印模,转移杆从托盘中伸出,技师灌注的工作石膏复制了种植体在口内的三维位置;粉红色(石膏模型内)是技师制作的人工牙龈以复制口内的牙龈组织。(b)闭口式印模,印模帽连接到另外一位患者口内后直接托盘取模,展示了闭口式印模技术。

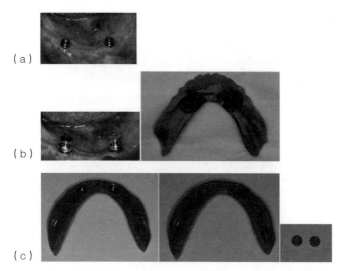

图3.11 （a）基台水平取模（先将Locator基台口内就位）。（b）将印模帽连接在Locator基台上，取出印模后印模帽留在印模中，在灌注模型前技师将替代体连接到印模帽上。（c）Locator基台对应的阴极配件（粉色）嵌入固定在全口义齿的组织面内。

– 基台水平印模

基台水平取模（如覆盖义齿种植体的取模）则是先将用于最终修复体的基台连接到种植体上，并扭转加力至产品本身建议的水平。在基台水平将印模帽连接到基台上并制取印模。待取出印模并用保护帽保护后，基台将保持与种植体的连接。在灌注模型制作修复体前，技师将专用的替代体连接到印模帽中（图3.11）。

• 基台

基台相当于天然牙的预备体，牙冠或桥体安装在基台上面（图3.12）。所使用的基台类型取决于最终修复体的类型。临床上有各种各样的基台可供选择，但为了简单起见，只提供部件的概述，以便口腔卫生士/牙科助手熟悉术语，并能够处理患者在修复治疗过程中提出的任何疑问。

基台将修复体连接固定到种植体上，也可以与修复体先连接再作为一个整体，利用基台螺丝直接将修复体固定到种植体中，或者将基台拧入种植体中，然后利用修复体固位螺丝将修复体连接到基台上（复合基台）。基台分为三大类：

– 临时基台

用于制作临时修复体。

－定制基台

定制基台可以由有资质的加工厂切削制作成所需要形状，具有提供理想牙冠外形的优势，也被称为"个性化基台"或"切削基台"。这些基台多使用计算机辅助设计和计算机辅助制造（CAD/CAM）技术进行切削完成。

－预制基台

预制基台是由种植体制造商原厂提供，也是临床最广泛采用的一种基台，可以由钛、金或陶瓷制成。它们往往便于使用，从众多型号中选择合适的型号即可，只需要很少的椅旁时间；但种植体的固位螺丝位置必须在修复体的范围内，只可以实现较小程度的偏离。如果预制基台不能满足临床需求，则需要选择定制基台。具体基台的选择取决于种植体的位置和修复体的要求。

• 螺丝

螺丝是用来连接基台、修复体和种植体的。有钛制和金制两种，当用于连接修复体与种植体时，被称为"基台螺丝"，而用于连接修复体与基台时，则被称为"修复螺丝"。一旦修复体被连接，螺丝就需要被扭紧，以减少松动的风险。根据不同的种植系统，基台螺丝的扭力通常为25～35NCm，修复螺丝的扭力为10～15NCm。修复螺丝比基台螺丝要小，基台螺丝更长。

• 扭矩扳手

施加扭矩到螺丝或基台上的加力装置，虽然以前有机用扭矩驱动器，但现在大多数采用手持装置（图3.13）。自从骨结合的概念诞生以来，扭矩扳手就变得更小、更多功能、更易于使用。

D. 技工室部件

技工室部件是指修复工艺人员在制作修复体的过程中所需要的专门部件，包括以下内容：

• 替代体

是植入患者口内种植体的替代品。它们与种植体的系统型号相匹配，技师在灌模前将其连接到印模帽，通过转移杆将植入患者口内的种植体信息复制到技工室制作的模型中。在此基础上完成修复体的制作。

• 基台复制品

这是成品基台的复制品，技师可在其上制作修复体。基台复制品应用于预成基台。

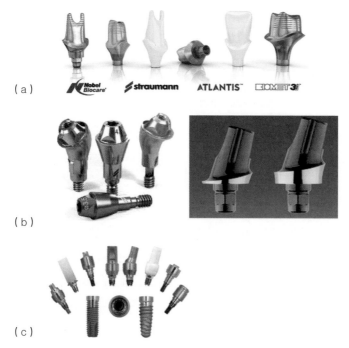

图3.12 各种不同种类的基台（各大种植系统的CAD/CAM切削基台和预成基台）。（a）计算机辅助设计制作的各种切削基台。（b）可供选择的各种预成基台。（c）柱形或锥形种植体配套的各种个性化和预成基台。

• 技工螺丝

专用于在义齿制作过程中将基台固定到替代体上，便于修复体的制作，只应用于技师操作但不建议临床使用。

• 金圆柱体

用于制作定制式基台，以便冠部能够与所需的精确轮廓匹配。修复体在金圆柱体上打蜡后制作，与修复体和种植体均可达到精确配合。然而，随着黄金价格的上涨，人们已经探索出用切削金属替代的方法，金圆柱体的应用越来越少。

• 种植系统

目前市场上大约有5种主流种植系统，其数据已公布；但许多较新的组件并没有5年的观察结果和性能数据。每种系统都有其独特的功能，以满足患者和医生的需求。这种不断发展的情况带来了新的问题，因为许多患者的旧系统出现故障，而新系统与旧系统不能兼容，导致旧系统没有配件可使用的棘手情况，这种情况需要注意。所有种植系统还提供广泛的外科和修复体解决方案，用于种植相关的各种外科手术、种植体的外科植入、各种修复以及计

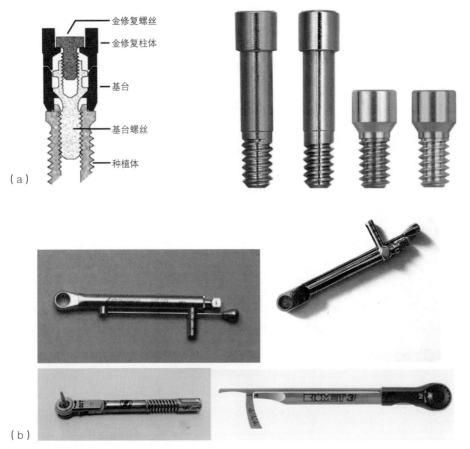

图3.13 （a）金和钛材质的基台。（b）不同种类的扭力扳手。

算机辅助设计与制造。这些系统包括：

　– Nobel Biocare（Danahar）

　　Brånemark种植体的制造商，该公司的种植体表面处理均采用阳极氧化处理，种植体的更新设计使得愈合时间更短，内部连接的稳定性得到改善。种植体产品众多，配件非常齐全，支持的修复方式多样。同时还兼顾生产早期的Brånemark种植体，具有外部六角连接和内连接两种方式，通常被称为"Replace SELECT"。

　– Straumann

　　最初，软组织水平种植体是一段式的，但为了与两段式系统竞争，同时利用平台转换概念，后推出了骨水平种植体。最新的种植体由Ti-Zr合金制成，经过喷砂和酸蚀处理，表面具有化学活性，同时具有锥形的形状和更具自攻性的螺纹。

– Zimmer Biomet

提供一系列的种植体，包括平台为内外六角的柱形种植体和锥形种植体。还有混合型的种植体表面，其中种植体顶部被机械抛光，或者全表面均为粗糙表面处理，粗糙度延伸至种植体顶部。种植体表面多为酸蚀表面。自从被Zimmer公司收购后，现在有更多的种植体以提供不同的解决方案。

– Dentsply Sirona（Astratech，Ankylos，Xive）

提供一系列的系统，包括Astratech、Ankylos和Xive等种植系统。每个种植系统在种植体上都有不同的设计特点，包括各种连接类型。Ankylos和Xive种植体的表面是酸蚀表面，Astratech种植体的表面是喷砂表面。同时还有表面含氟化物的种植体。

– Biohorizons

提供一系列的种植体和产品，但在市场上销售的"激光锁"表面是该系统独有的。它在穿龈的基台与牙龈组织之间提供了一个积极的互锁连接。种植体有一段式和两段式两种。

学习要点

- 能够描述种植系统的组成部分
- 能够解释不同组件的作用
- 能够讨论一段式与两段式种植体的区别
- 能够将有关种植系统的知识应用于接受不同种植系统治疗的患者
- 有信心处理可能出现问题的患者

参考文献

[1] The accuracy of computer assisted implant surgery performed using fully guided templates versus pilot drill guided templates.
[2] De Santis, D., Malchiodi, L., Cucchi, A., Cybulski, A., Verlato, G., Gelpi, F., and Nocini, P. (2019). Computer technology applications in surgical implant dentist: A systematic review. *The International Journal of Oral & Maxillofacial Implants* 2014 (29): 25–42. Biomed research international Tahmaseb A, Wismeijer D, Coucke W, Derksen W.

第4章
患者选择和治疗适应证

　　牙种植治疗的成功结果取决于仔细的患者选择和风险评估。这包括详细评估患者的主诉、治疗需求与期望，以及种植牙治疗是否能解决这些问题。这一评估如今变得更为重要，因为牙种植体替代天然牙的临床范围已经非常广泛，尤其是拔牙后即刻或在拔牙后6周内用种植体替换天然牙，以最大限度地减少骨吸收。因此，仔细的病例选择和规划是实现所发表的成功率的关键，同时要清楚地了解针对任何特定患者的种植治疗的局限性，并与患者的期望相平衡。牙齿缺失和脱落都会对患者的生活质量和社会幸福感产生负面影响；然而当种植失败时，对患者心理健康产生的影响更大。

　　牙齿种植的主要原因是为了改善功能、美学和心理健康，以及维持生物结构（如骨骼和软组织）（图4.1）。其他较小的原因可能是为了帮助建立其他功能，例如，前牙对乐器的支撑在促进乐器演奏中起至关重要的作用。

　　传统形式的义齿和桥的修复方式提供了成功的结果；然而，这些牙齿并不像他们自己的牙齿，尤其是活动义齿。因此，虽然理论上任何缺失的牙齿都可以用牙科植入物替换，但其合适性将取决于以下关键因素，这些因素通常在病例评估期间确定：
- 缺失牙齿或即将丢失牙齿的数量
- 牙齿缺失区域或牙齿即将缺失区域的软组织和骨的数量与质量
- 牙齿脱落的原因
- 剩余牙齿的预后
- 口腔其他部位的状况
- 建议的替代方案对剩余牙列和口腔健康的影响

Dental Implants for Hygienists and Therapists, First Edition. Ulpee Darbar.
© 2022 John Wiley & Sons Ltd. Published 2022 by John Wiley & Sons Ltd.

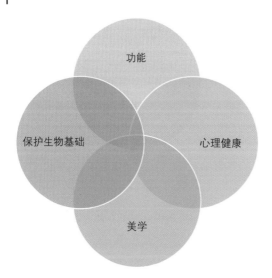

图4.1 牙齿种植控制着功能、美学和心理健康，以及维持种植体下方的自体组织。

患者选择

通过带领患者完成牙齿置换的过程，临床医生可以筛选患者并判断患者是否适合所建议的治疗方案。这一过程通常包括一个结构化的途径，首先是对患者的主诉进行评估，继而进行临床评估与调查，然后制订治疗计划，旨在执行以解决患者问题为重点的治疗。当种植牙成为首选治疗方案时，这一过程至关重要，将有助于确定患者的期望以及他们对拟定治疗的依从性。还应考虑临床医生对所使用的牙科种植系统的认识。

在这一过程中，临床医生应根据每位患者的个人目标和需求，最大限度地调整可用治疗方案和资源的应用。还包括患者寻求种植牙治疗的原因、期望、治疗目标、干预选择和可能的风险，以及预期的治疗时间和可能影响可预测性、远期成功和未来维护的信息。还应包括关于当下治疗费用以及长期随访和维护费用的信息，这对于在治疗完成后维持疗效至关重要。

种植患者的治疗计划分为两个阶段：稳定原发性疾病的总体治疗阶段和针对特定部位的治疗阶段，后者侧重于提供种植治疗计划，并包括对特定部位因素的评估（表4.1）。

表4.1 针对种植患者的治疗计划原则

总体规划	特定位点规划
主诉及现病史	特定位点规划
既往医疗及社会史	回顾主诉
口外检查：笑线	软组织
口内检查	牙周健康
菌斑控制及牙周健康	牙列情况
牙列和牙齿状况；龋齿	修复体
修复体	缺失牙
咬合	鞍区
	牙龈组织
	骨体积和高度
检查（影像学）	检查：蜡型、导线、扫描
诊断和初步治疗计划	初步计划–与患者讨论
原发疾病控制	敲定计划
患者依从性和期望	治疗结果

- 总体规划

这一阶段的目的是建立口腔的稳定性，并为临床医生提供一个了解患者的机会，并确定他们对给出的建议与指导的依从性。这是特定部位治疗计划的先导，涉及以下步骤：

– 病史采集

提供制订治疗计划的框架，包括4个步骤：

○ 主诉

确定患者寻求治疗的原因以及牙齿脱落的原因。

○ 病史

确定可能影响种植治疗的关键问题。种植治疗没有绝对的医学禁忌证；然而，有些情况会影响种植治疗的提供，也会影响种植治疗的长期结果。这些情况包括未控制的糖尿病、高血压病史、免疫抑制、口腔黏膜疾病和双膦酸盐治疗。双膦酸盐不可逆地改变破骨细胞的代谢，因此几乎没有或没有骨吸收，即使血液供应良好，也会导致骨坏死，也被称为"骨缺血性坏死"或"剥脱性骨软骨炎"（骨坏死导致骨结构崩溃）。这会导致骨痛、骨功能丧

表4.2　可能影响种植治疗的因素

中重度中性粒细胞减少	非典型性面痛
控制不良的糖尿病	肌筋膜疼痛综合征
长期服用皮质类固醇	吸烟
静脉注射双膦酸盐	机能异常
心理不稳定	集簇现象
恶性/晚期疾病	

失和骨破坏。因此，虽然不是禁忌证，但种植体的手术植入可能会导致骨坏死，也可能成为一种长期并发症，其症状类似于牙痛、骨外露、肿胀，以及反复软组织感染导致感觉改变。静脉注射双膦酸盐治疗比口服双膦酸盐治疗的风险更大。Gelazius（2018）的一项系统综述报道，静脉注射双膦酸盐的患者似乎有更高的机会发生种植体相关的颌骨骨坏死；然而，口服治疗的患者组似乎有更成功的结果，因此，在采取预防措施的情况下，口服治疗患者的种植体植入可能被认为是安全的。其他抗高血压药物，如钙通道阻滞剂，也会导致牙龈组织增生，类似于在菌斑控制不良时在牙齿周围看到的情况。表4.2给出了可能影响种植治疗的因素。

　　○社会史

　　注意从短期和长期来看都影响治疗结果的风险因素。包括患者吸烟史、吸烟状况及其依从性。Chranovic等（2015年）报道称，在吸烟者口内植入种植体会显著影响失败率、术后感染风险以及边缘骨缺失。此外，保持种植体周围的口腔卫生和种植体周围感染的风险也受到吸烟的不利影响。与此同时，压力水平和习惯（如功能失调）也将在这一步骤中被采集，尤其是后者与种植体周围疾病密切相关。

　　○牙科治疗史

　　确定患者对牙科治疗的态度以及他们对治疗过程的依从性。

　　在这4个步骤中，临床医生将能够确定患者的预期，以及判断这与种植体预期疗效的一致性。它是患者管理的重要组成部分。当种植体植入后，患者处于维护阶段时，这4个步骤也至关重要。

　　– 临床评估

　　这分两步进行：口外检查和口内检查。

○口外检查

整体观察可能影响美学效果的特征。这些包括面部不对称、偏差及轮廓。后者将受到计划中的种植修复体类型的影响。有活动义齿佩戴史的患者可能会失去大量骨骼，用固定义齿替换活动义齿可能会通过影响患者的唇部支撑而对患者容貌产生深远影响。还应评估放松时微笑线和高笑线，显露的牙齿数量，以及这将如何影响最终效果（图4.2）。

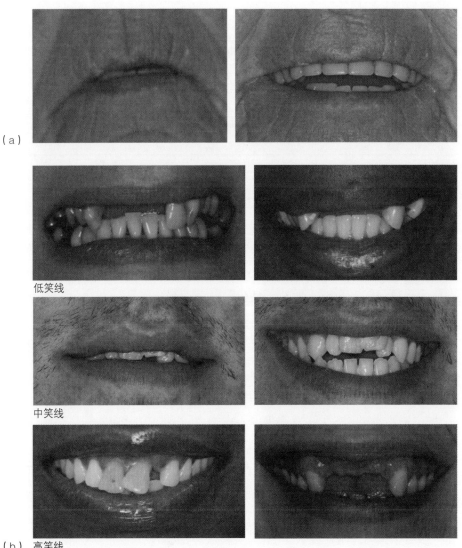

（a）

低笑线

中笑线

（b）　高笑线

图4.2　（a）义齿佩戴者在没有义齿时嘴唇塌陷（左），佩戴义齿时嘴唇的支撑改善。（b）不同的笑线从低到高。

　　○ 口内检查

按一定的顺序，以确保捕捉到可能影响治疗的因素，包括以下因素：

　　○ 软组织评估，包括缺牙部位软组织评估

　　○ 口腔卫生和牙周健康

　　○ 牙龈组织及其健康

　　○ 余留牙及其状态

　　○ 咬合，包括任何可能发生移位的牙齿的存在

　　○ 佩戴的修复体

表4.3显示了每个部分应涵盖的不同组成。

　　在这一阶段结束时，临床医生应充分了解患者的期望。在种植治疗过程中，患者和临床层面上可能遇到的挑战，以及可能影响治疗结果的因素。此外，在这一阶段，医生将与患者建立密切关系，确保计划的临床治疗和可能的结果符合患者的需求。这一阶段也构成了长期维护治疗和后续计划的基础，在完成积极的种植治疗过程时需要考虑这些计划。在这一阶段，还将确定是否需要进行额外调查。

　　应与患者商定治疗计划，以管理基本治疗需要，包括提供口腔卫生指导及其作用，稳定牙周病和龋病以及任何其他交互作用，并在患者接受重新评估之前执行治疗计划。在这一阶段，口腔卫生士/牙科助手将发挥关键作用。在这次就诊中，如果所有的原发性牙科疾病都已稳定下来，那么患者就准备好进入下一个特定位点治疗的规划阶段。

- 特定位点规划

　　一旦达到稳定的口腔健康状态，就开始这一阶段。本阶段的重点是评估考虑植入的部位和邻近区域。它包括以下方面的分析：

　　– 缺失牙齿或丢失牙齿的分布情况，被替换牙齿的形态及其与相邻牙齿、软组织和下部骨组织的关系

　　– 缺牙区或计划拔除的牙齿周围的解剖结构和组织厚度

　　– 牙龈组织质量：薄与厚，以及牙龈组织的角化程度

　　– 骨的数量与质量决定了牙槽嵴轮廓形状和宽度

　　– 咬合情况以及对侧牙齿与考虑种植区域的位置关系

　　评估将包括视诊、触诊和探诊的结合。此外，还进行了研究模型取模和诊断蜡型，以及可能包括对组织进一步分析和放射学评估。这些调查是特

定位点规划的一个重要方面，使患者能够成为治疗规划和决策的一个组成部分，这有助于确保最终治疗计划与患者的期望一致，让他们了解到治疗的局限性，减少潜在的投诉风险。如今，这些基本步骤中还可以使用数字化技术，在数字化技术中，缺牙位点可以被扫描并映射到可以在计算机上操作的文件中。牙龈组织的数量与质量（称为生物型）常通过视诊和探诊来进行评估。

　　生物型被描述为厚型或薄型，通常很难确定，因为大多数患者的组织都是这两种类型的组合。厚组织通常是"纤维状的"，因此更容易被注意到（图4.3），尽管有许多方法被提倡用于评估牙龈组织厚度，但由于个体之间的显著差异，它们的应用受到限制。评估牙龈组织厚度的最简单方法是使用探针，通过探测龈沟时透出的灰色光泽的程度来判断（图4.4）。牙龈组织的数量与附着龈的范围有关，也被称为"角化组织"（图4.5）。其深度各不相

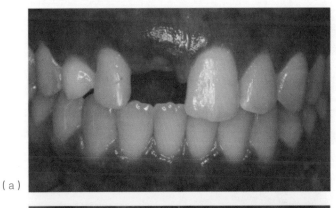
(a)

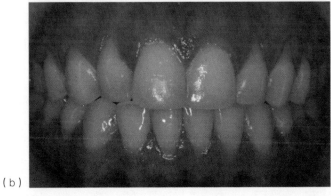
(b)

图4.3　牙龈组织生物型−厚vs薄。（a）缺失的右上1位置有厚的角化组织。（b）混合牙龈组织生物型牙龈明显薄且有退缩，角化组织少。

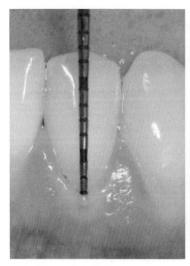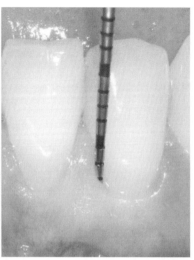

图4.4 用探针评估牙龈组织厚度。在薄牙龈组织中探针的灰色标记透过可见。相比之下，更厚的牙龈组织（右侧）不可见。

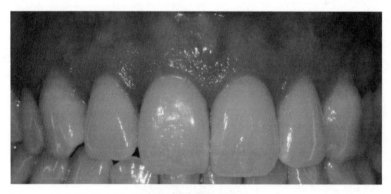

图4.5 健康牙龈组织可在角化组织中看到点彩。

同，高度为0～12mm。牙齿和种植体周围没有角化组织与较高的炎症风险有关。对于牙种植体，这种较高的炎症风险是由于黏膜对于穿龈基台的天然附着。软组织增量技术可用于改变牙龈组织的质量和数量，详见第5章。

骨体积（宽度）和高度首先通过目测和触诊评估。不同的技术被用来测量骨的数量，包括脊线映射（也被称为"骨探测"）。在这种方法中，对计划的植入部位进行麻醉，间断测量软组织的深度，同时将这些数据传输到一块分段的石头上，按照与测量相同的路线进行，并将标记连接起来，给出骨骼宽度和高度的轮廓（图4.6）。收集的信息与该部位的常规根尖X线片一起使用。虽然常规放射照相术的使用在总体规划期间是有益的，但1993年引入

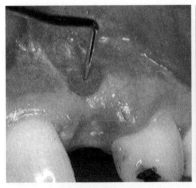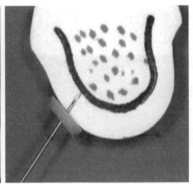

图4.6 使用分段石膏演示骨/嵴。

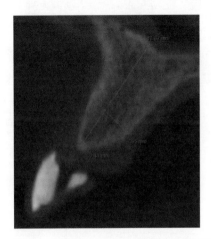

图4.7 锥形束CT显示了影像学中导板与存在的骨骼相匹配。

的使用三维多层计算机断层摄影术的特定位点规划，对与计划种植体相关的骨量、骨质和相邻解剖结构进行了详细的术前评估，在进行扫描以显示与牙齿相关的底层骨骼之前，通常在牙齿缺失的情况下佩戴放射仪，以复制最终牙齿的预期位置。这将有助于确定是否有足够的骨将种植体放置在修复区域，以及是否需要骨增量、何时进行。种植计划软件将数据与诊断蜡型信息相匹配，使临床医生能够了解植入与位置相关的骨量和计划的修复体，并确定辅助性骨移植的需要和可能的风险。近来，锥形束CT降低了辐射暴露水平，改变了三维种植体规划的实施方式，使用计算机引导的静态和动态外科种植体植入能使风险最小化（图4.7）。

据报道，可预测和安全植入所需的最小骨量为4~6mm，标准植入物直径为4mm，骨高度为7~9mm，相邻牙齿与牙齿植入物之间的最小距离为

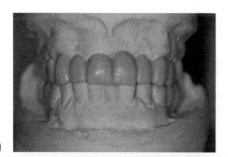

(a)

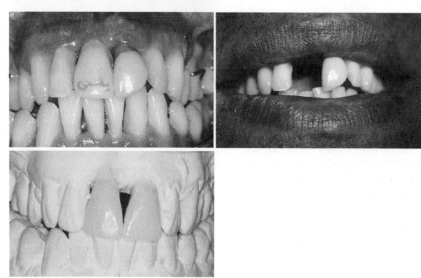

(b)

图4.8 传统诊断蜡型可以获得牙齿的移动变化。（a）多颗牙需要被改善。（b）可实现的预期变化和可能遇到的困难。在此病例中，患者对美观不满，蜡型被用来展示左上1需要被移动或拔除，这样两颗牙之间才能获得足够的间隙，获得良好的接触点。

1~2mm，变化量为1mm，具体取决于更换的牙齿类型和使用的植入物直径。随着骨增量和骨移植技术的进化和使用短且宽的种植体，这些尺寸如今是一般参考标准。同时，随着技术的进步和对骨结合的理解的提高，计划牙种植体的方式也发生了改变，从而推动了临床的发展，使用更短、更宽的种植体几乎已成为常规做法。无论骨的宽度与高度如何，种植体植入时应具有初期稳定性，以获得最佳结果，精确的术前计划仍然是成功治疗的关键。

在种植治疗规划期间，使用诊断蜡（图4.8）进行的模型研究非常宝贵，可以从不同角度对该部位进行评估，并提供以下信息：

• 确定牙齿的形状、大小和位置，这将有助于选择种植体直径

• 显示了计划治疗的预期终点，以及可能的挑战

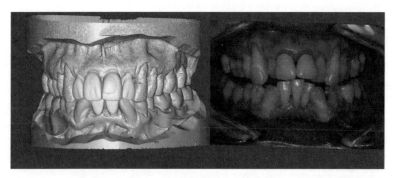

图4.9 虚拟诊断蜡型显示了牙齿形状和位置的改善。虚拟诊断蜡型可以让患者模拟计划的牙齿位置。

- 强调可能影响审美效果的潜在问题
- 从不同角度直观评估咬合间和咬合内的可用空间及咬合情况
- 用于在确定牙齿位置后构建放射和外科导板
- 可制成固定或可拆卸的修复体。后者可以由患者佩戴，向他们真实地展示计划中的最终修复体是什么样

　　传统的构建研究模型和蜡像的方法现在已经被数字技术所取代，在数字技术中，牙齿的印模可以被扫描，从而在计划咬合的同时，用虚拟蜡像构建口腔的三维虚拟表示。这些图像为患者提供了一个机会，让他们真正感受到计划中的最终修复体是什么样的（图4.9）。

　　特定位点规划结束时，临床医生将能够向患者解释种植所需的治疗、时间和预期结果。这种沟通确保患者对正在考虑和计划的内容以及植入物可以实现的目标有很好的理解。在进行任何不可逆转的治疗之前，患者也有机会提出问题或担忧。在这个阶段，需要重点与患者沟通，确认其对治疗的期望，并且告知按照患者期望进行治疗时可能发生的问题。治疗计划的最后一部分将根据风险分析得出患者需要遵循的维护制度以及时间间隔。作为流程的一部分，患者应该从一开始就了解计划的内容，以及自己在远期成功结果中扮演的角色。

　　图4.10显示了患者从开始到结束的"旅程"流程图，图4.11显示了患者正在经历这段"旅程"。

　　如今，随着数字技术的进步，可以对牙齿进行数字印模，并将其传输到技工室以制造虚拟模型，这条路径将引导患者完成一段数字"旅程"，从计划阶段开始，到治疗的执行，以及修复体的构建与安装。

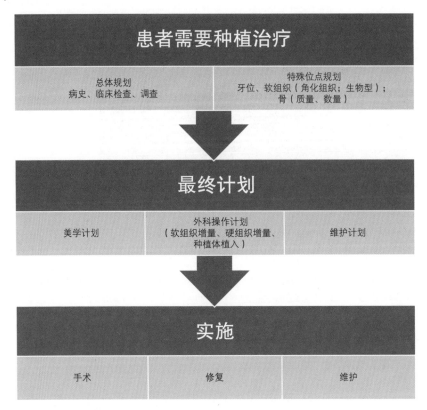

图4.10 患者从开始到治疗完成的"旅程"。

种植治疗适应证

牙齿缺失被认为是一个公共卫生问题，尽管采取了多种预防措施，但其发病率仍然很高。牙种植体是许多牙齿替换选择之一，并不适合所有患者。因此，在考虑牙齿置换时，不应忽视使用可摘义齿和桥进行牙齿置换的常规选择。规划的一般阶段将有助于确定牙齿缺失的原因，以及种植牙是否是一个合适的选择。牙齿脱落的主要原因是：

• 牙周病

严重的牙周病影响着全世界10%的人口，是牙齿缺失的最常见原因之一。因牙周病而失去牙齿的患者并不适合进行牙种植治疗；然而，在考虑使用牙种植体进行牙齿置换之前，必须先治疗和稳定现有的牙周病。如果要保

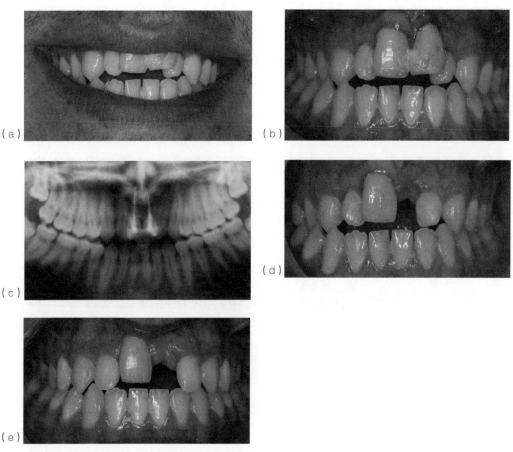

图4.11　患者用牙种植体替换切牙的治疗"旅程"。（a）术前观显示低笑线和糟糕的外形。患者想改善外形，尤其是左上1。（b）口内显示左上1和右上1很差的菌斑控制及炎症；总体规划想要建立健康牙龈组织，并拔除预后较差的左上1。（c）曲断显示左上1和右上1均有根充影像，左上1存在吸收，预后差。（d）完成第一阶段治疗，拔除左上1后，间隙小；短期内用可摘义齿修复。在进一步的卫生治疗后进行正畸治疗；特定位点规划显示缺乏间隙，并与正畸医生讨论理想所需间隙。（e）正畸治疗完成后，口内有好的口腔卫生和健康的牙龈组织。右上1固连，不能被拔除；最终计划：诊断蜡型建立在右上1维持原位的情况下左上1的位置。与患者讨论术后的长期维护及修复体的位置，最终确定手术计划。

留牙齿，还应考虑保留牙齿的预后，并为将来的牙齿缺失制订应急计划。因牙周病失去牙齿的患者通常伴有软组织和硬组织缺失，需要复杂的治疗，仔细的治疗计划是确保成功的关键。尽管与非牙周敏感患者相比，成功率略低，已接受牙周病治疗且疗效良好的患者已被证明具有成功的种植治疗结

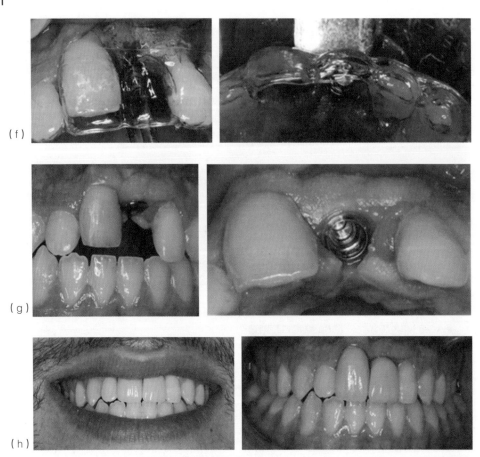

图4.11续 （f）运用外科导板将种植体植入预想位置。由于右上1在原位、固连，且患者低笑线，20岁，所以采用软组织水平基台。（g）取模时种植体已就位。右上1已经预备完成，后续进行贴面修复以获得美观（患者在敲定最终计划时同意）；注意到左上2近中的边缘菌斑，需要进行维护治疗。（h）最终修复体完成，右上1贴面，左上1种植体支持的单冠显示了极好的外观。由于患者的低笑线，右上1更高的龈缘位置并不是问题。现在患者每3个月进行一次维护复查。

果，8年来报道的成功率高达85%。这些患者在完成植入治疗时需要严格、定期的随访和维护，因为仍然存在较高的种植体周围疾病风险。

• 龋病

这是牙齿脱落的第二常见原因。需要评估整体龋病风险，因为这将影响剩余牙齿的预后。为了确保积极的结果，有必要对与种植治疗相关的预后不佳的牙齿的未来缺失进行规划。

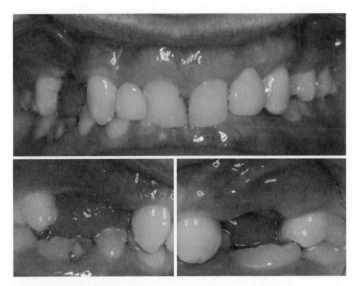

图4.12　牙周病患者的骨量和组织类型。

- 牙髓治疗失败

　　牙髓治疗的成功率仍然很高；然而，经牙髓治疗的牙齿通常会因根尖复发性感染或根折而失败。如果计划用牙种植体替换这些牙齿，则必须确保感染组织被完全移除，以确保植入治疗的结果保持良好。种植体放置在有复发性根尖周炎病史的部位可能有较高的失败风险，而那些放置在牙髓受损牙齿附近的种植体也有风险，因此，在这些情况下，计划应考虑相邻牙齿的情况。

- 牙外伤

　　牙齿外伤影响了约20%的人。损伤可能多种多样，仅局限于牙齿，也可能涉及软组织、骨骼和面部结构。与替换缺失牙齿相关的挑战取决于损伤，而那些牙齿组织广泛缺失的患者将需要多学科的护理方法。当损伤仅局限于牙齿时，用牙种植体替换牙齿将更有利于患者心理健康和改善生活质量。

- 先天缺失牙

　　出生时牙齿缺失患者的患病率仍然相对较高，可以独立发生，也可以作为综合征的一部分。先天性缺失牙齿的患者通常会出现其他异常，缺乏足够的空间、牙龈质量差，以及骨量不足、骨质差（图4.12），因此需要额外的综合干预措施，以创造所需的形状、形式和空间，以便用牙种植体替换牙齿。

表4.3 口外检查需要考虑的情况

情况	评估参数	如何评估
软组织	黏膜 唾液	视诊
牙槽嵴缺损	质量 位置 宽度和高度 凹陷	视诊 探诊 其他检查
牙周健康	口腔卫生 牙龈组织 –生物型 –角化组织 出血 探诊深度	视诊 探诊
牙齿情况	数量 修复体 龋病 磨耗 过萌 移位	视诊 探诊 其他检查
咬合	前伸/后退位	视诊
修复体	固定/可摘 满意度	视诊、探诊 触摸

在这些患者中，治疗期望通常由情绪支撑，而情绪往往需要成为治疗计划过程的一部分。

• 用于促进其他治疗的植入物

当天然牙不足以支撑时，牙种植体越来越多地被用于为正畸牙齿移动提供支撑。植入物可以是微型TAD或传统植入物。如果使用后者，则应规划放置位置，以便在正畸治疗结束时，植入物处于所需位置，然后可以被修复。

• 后续护理

在一般性和特定位点规划阶段，应考虑患者将需要的维护管理和预期后续护理。维护管理将由风险指标和预测因素决定，也将受到修复体类型的影响。修复体的设计应便于患者控制菌斑，从而保持组织的稳定性和健康。

随访时间间隔取决于患者的依从性和手的灵巧度，以及他们对如何护理

种植体的理解。在计划过程中，应考虑后续计划和时间安排，以便患者充分
意识到，种植治疗需要终身维护。

平衡牙齿种植的适应证和严格条件挑选患者，将有助于了解修复重建的
类型和用于促进种植治疗的外科技术。在治疗计划阶段结束时，临床医生和
患者都应了解预期终点、达到该终点所需的手术和修复步骤，以及可能影响
预期随访期的缓解因素。此外，在这一阶段结束时，患者将更好地了解自己
在取得成功结果中发挥的作用，不仅是在治疗期间，还包括在治疗结束后。

学习要点

- 解释建立患者期望的重要性
- 讨论治疗计划中涉及的步骤
- 描述术前计划如何定义维护制度
- 考虑治疗的适应证及其对决策的影响
- 了解种植治疗规划中通用阶段的重要性
- 解释特定位点种植计划的作用，软组织和骨骼质量与数量的价值，以及它
  如何影响结果
- 解释患者在种植计划期间的流程，并了解在该过程中做出的决定如何影响
  维护的提供

参考文献

[1] Bryington, M., De Kok, I.J., Thalji, G., and Lf, C. (2014 Jan). Patient selection and treatment
planning for implant restorations. *Dental Clinics of North America* 58 (1): 193–206.
[2] Zitzmann, N.U., Margolin, M.D., Filippi, A., Weiger, R., and Krastl, G. (2008). Patient
assessment and diagnosis in implant treatment. *Australian Dental Journal* 53 (1): S49–59.

第5章
手术和修复方案

手术和修复治疗方案以良好的术前检查和计划为基础，这将有助于确保达到预期的最终结果。这也是外科和口腔修复方案建立和执行的基石。虽然我们分别描述了手术和修复治疗方案这两个方面，但种植牙治疗中这两个方面是整合在一起的，并且必须在计划阶段一起考虑。手术计划由预期的修复解决方案所驱动，被称为"牙冠计划"。诊断蜡型将能够用来构建外科导板，而手术导板将在手术中确保种植体的方向和位置，并最终保证根据原始治疗计划完成最终修复体。

手术方案

手术方案是以修复计划为导向的，而修复计划会通过上一章中提到的诊断蜡型来表达牙齿的类型、形状、形态和位置。手术方案包括手术评估和手术干预。

- 手术评估

手术评估应将常规计划阶段和位点特殊性的计划都包括在内。患者的依从性、对手术治疗的态度、对手术治疗的适应性与应对能力，以及以下内容都应完成：

– 可能影响手术干预和术后愈合的全身情况

– 例如，控制不良的糖尿病、血液病（如血友病）会增加手术期间和术后出血的风险

– 吸烟史，如果患者是吸烟者，可能会因血管受损而影响手术干预、翻瓣处理及手术结果

– 患者对治疗时长接受的能力

– 患者开口度方便器械进入，特别是口腔后部

– 邻近的局部解剖因素，例如鼻腭管、上颌窦底、下牙槽神经管、种植体植入位置靠近相邻牙齿的根部

如果上述一项或多项参数被认为不合适，则在进行手术时应谨慎行事，因为这会损害植入治疗的结果并使患者处于危险之中。如果这些因素被认为是合适的，那么就计划并进行手术干预。

• 手术干预

手术干预的目的是提供进入该部位的通道，有利于以修复体为导向的种植体植入，促进完成最终修复。计划进行手术的部位应该是健康的，并且没有炎症迹象。手术干预的原则包括：

– 非创伤性位点的进入，包括瓣的设计，由植入物的类型和增量的需要决定

– 非创伤性位点预备，避免骨组织过热，用锋利的钻头配合较慢转速，并使用大量的盐水冲洗和无压力的操作来避免骨组织过热，以确保植入物的初期稳定性

– 在植入物和解剖结构之间保持至少2mm的安全距离

– 在外科导板下将种植体放置在修复空间内

种植时机

由于对拔牙后骨吸收变化的理解以及种植体设计和表面处理的进步，原来标准程序中需要种植体埋入6个月，现在这种需要已不复存在。种植体植入的时间线如下：

• 拔牙后即刻种植（Ⅰ型种植）

这需要更高水平的理解和计划，以尽量减少因拔除后骨吸收变化而可能发生的并发症。如果骨量不足以使种植体在正确的位置上获得初期稳定性，则不应考虑即刻种植。

• 拔牙后4~6周的早期植入（Ⅱ型种植）

允许软组织在植入前愈合。

• 拔牙后12~16周的延迟种植（Ⅲ型种植）

植入前软组织愈合和部分骨愈合。然而，如果骨量不足以实现初期稳定性，则应考虑采用分阶段方法，首先通过增量技术重建骨量。

• 4~6个月或更长时间的延迟或常规种植（Ⅳ型种植）

在种植手术前，该拔牙位点愈合4~6个月。通常用于使用上述技术植入的种植体仍缺乏初期稳定性时。标准种植体放置适用于无牙颌部位。

表5.1显示了种植手术的不同时机。这些选择通过减少骨缺失的程度和创造稳定的软组织来提高结果的可预测性。Ⅱ型、Ⅲ型种植是目前最常用的方法。植入时间由负载程序来进一步定义，使用A、B、C来描述已经发生的负载类型。这将在本章后面讨论。

• 瓣的设计

不同瓣的设计已经在种植体植入中使用，而选择的关键是植入时是否需要增量程序。无瓣设计是指没有黏膜瓣的剥离，种植入路是通过拔牙时的牙槽窝或软组织打孔获得。虽然提倡无瓣设计，但技术敏感，应仔细做好术前规划（图5.1），无翻瓣方式通常与计算机引导的手术导板一起使用。其他设计包括使用带有减张切口的2面或3面瓣以改善入路。如果预期会进行增量程序，这些瓣设计可实现冠向推进。使用袋型切口用于暴露种植位点，更常见于不需要增量程序时或拔牙窝的周围。无论瓣如何设计，都应遵守与瓣处理、血液供应维持以及确保获得所需通道有关的基本原则。手术位点入路不

表5.1 种植体植入时机

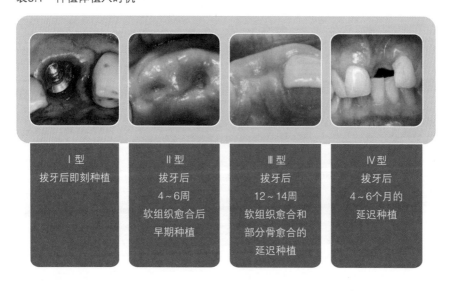

Ⅰ型	Ⅱ型	Ⅲ型	Ⅳ型
拔牙后即刻种植	拔牙后4~6周软组织愈合后早期种植	拔牙后12~14周软组织愈合和部分骨愈合的延迟种植	拔牙后4~6个月的延迟种植

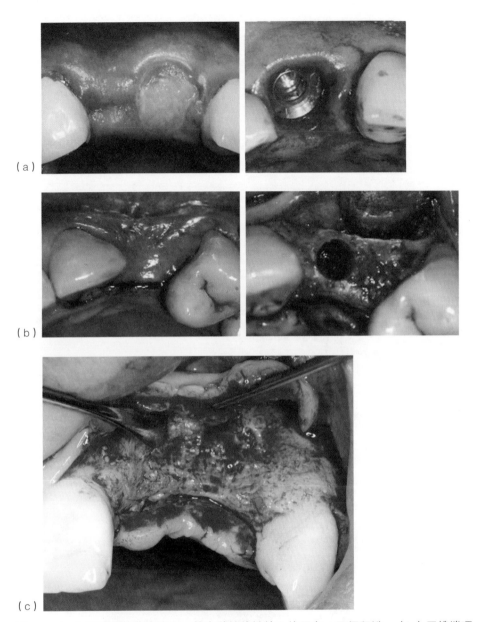

图5.1 （a）无翻瓣种植体植入，其中种植体被放入拔牙窝，无须翻瓣。（b）牙槽嵴顶切口，带有袋状设计的瓣，用于植入种植体。注意切口的偏腭侧位置以保存角质化牙龈组织。（c）单侧翻起的瓣，用于种植体植入和同期骨增量。

良会导致并发症和潜在的植入失败。在需要做增量程序的部位，瓣的设计应该能够释放骨膜以使瓣冠向推进。瓣任何时候都应该可以被动复位并且没有张力。

• 位点预备和种植体植入

一旦骨面暴露出来，必须确保在尽可能短的时间内完成手术，以尽量减少不必要的骨面暴露。种植位点需要仔细处理并去除所有肉芽组织。使用扩孔钻序列预备该部位，并使最终钻孔略小于种植体本身，以实现种植体的初期稳定性。图5.2显示了种植体植入的钻孔顺序。在骨密度高的部位（1型骨）中，需要攻丝钻在该部位攻丝，以利于放置种植体，并降低骨面过热的风险。相反的，骨密度低的部位（4型骨），需要使用改进的骨挤压步骤，即使用骨挤压器械扩大种植位点至最终需要的尺寸，或者在种植体植入前使用比最终成型钻短1号的钻针来完成预备。所使用的技术旨在确保以最小的创伤进行截骨准备，从而保证种植体植入的稳定性。一旦种植位点准备好，就将使用机用或手动器械进行种植体植入。植入扭矩范围为20～50NCm；但是，不

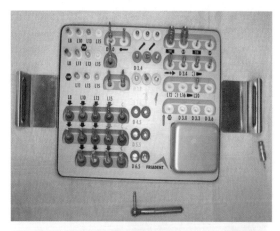

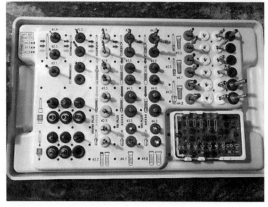

图5.2 外科器械盒显示种植手术的钻孔顺序。

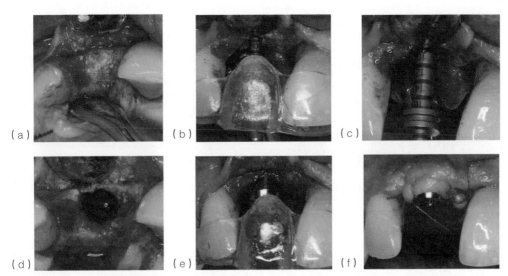

图5.3 一体式种植体植入的钻孔顺序（程序会因不同的种植系统而异，但它们都遵循相同的步骤——穿通皮质骨，逐步扩大截骨位点，最终钻小于种植体直径。该序列显示了4.1mm直径种植体的植入。（a）骨面暴露；用圆钻穿孔皮质骨。（b）2mm带原位导向的麻花钻。（c）2.8mm定位针。（d）最终预备至3.5mm。（e）种植体植入。（f）关闭黏膜瓣。

应使用高于50NCm的扭矩，因为有导致骨损坏的风险。牙龈瓣复位和缝合之前，植入的种植体可以使用封闭螺丝或愈合帽/基台来保护，其选择取决于所需的骨增量的程度。图5.3显示了种植位点预备和最终的种植体植入。

• 种植体固定放置类型

如第2章所述，种植体取决于系统的类型，以及它们是一段式还是两段式，可以使用两阶段或一阶段方法植入。以前，植入后的种植体埋入在牙龈瓣下并使用封闭螺丝或愈合基台进行保护。后来，在植入种植体后立即使用愈合基台，使愈合基台周围的牙龈组织发育成熟。对于两阶段方法，需要进行较小的第二次外科手术，将种植体暴露（图5.4）。关于种植体植入方式的决定将在计划阶段做出，并取决于初期稳定性的程度以及植入时所需的骨增量的程度与类型。

计算机引导种植

计算机引导的静态和动态虚拟植入手术已被使用，前者更常用。将虚拟设计的种植体位置，这一位置是与后期最终修复相对应的最佳种植体位置，

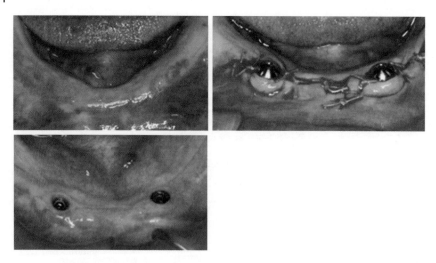

图5.4　暴露种植体的二期手术（暴露前、暴露后、愈合后）。

通过交互式软件重叠在CBCT扫描里。然后这些信息被转换成组织支持或者牙支持式的导板，导板通过机械装置固定在颌骨中，使截骨面预备和种植体植入预先设计理想位点更加容易。因此预先设计的理想种植位点能够提供修复体设计、美学及咬合上更好的结果。相比之下，动态虚拟手术也被称为"导航"，使用计算机显示器上的视觉成像工具和专用设备来导航外科手术和种植体植入位置，如果需要，两者都可以实时更改。它允许虚拟手术引导和虚拟种植体植入。这两种技术都需要一定程度的技能和经验。

增量程序

　　增量被定义为为扩大或维持身体部位而进行的程序。当应用于牙科种植时，它是指为增强或维持软（牙龈）和硬（骨）组织的质量和数量而采取的程序。增量程序及所需时间要在具体位点阶段确认，如果需要获得最佳的种植治疗结果，则需要通过手术评估来确定最终的手术时机和增量类型。增量程序不应该靠运气，需要仔细规划以实现可预测性。当骨和软组织损失严重并且需要广泛移植以重建两者时，会进行大范围的增量程序。此类手术通常涉及取自髂嵴（髋骨）的移植物，需要由训练有素的颌面外科医生进行。牙科手术中不会进行大范围的移植，我们在此不进行讨论，虽然牙科实践中可

拔牙时（牙槽窝保存）
种植植入前（分期的）

- 牙槽窝解剖
- 软组织数量和质量
- 可能涉及软组织和硬组织

种植体植入时（同时）

- 必须获得种植体的初期稳定性
- 解剖缺陷
- 可能涉及软组织和硬组织

种植体植入后

图5.5 不同时间的增量程序以促进种植体的植入。

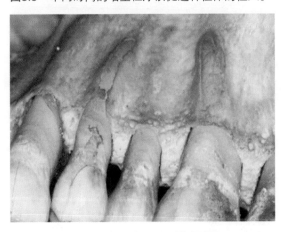

图5.6 显示牙齿颊侧开窗和开裂的颅骨。

能存在这类患者需要进行口腔维护的情况。牙科手术中的增量称为小增量，可以在种植体植入前、种植体植入时或种植体植入后的早期愈合阶段，二期手术阶段及维护阶段（图5.5）。增量程序的需求决定于牙龈的生物型，角化组织是否缺失，存在的骨高度与宽度是否有利于修复体导向的种植体植入，包括仅软组织增量、仅骨增量或同时进行软硬组织增量。50%~60%的患者出现牙齿周围骨开窗和/或骨开裂，这表明大多数失去牙齿的患者会出现某种形式的骨缺损，需要进行增量程序（图5.6）。

增量的时机

• 软组织增量

目的是增加角质化牙龈组织的数量或增加牙龈组织的厚度。种植体周围牙龈组织质量与数量的重要性会影响长期稳定性，从而影响治疗结果。这些组织的影响是第6章中介绍的穿黏膜基台周围的黏膜附着解剖变异所致。

角化组织已被证明可以通过提供稳定性以及在牙龈边缘和穿黏膜连接周围形成一个紧袖来降低种植体周围炎症的风险。缺乏角化组织会导致组织移动，从而导致菌斑积聚和炎症（图5.7）。牙龈组织生物型已被证明会影响美观，而较厚的组织更能抵抗外伤，因此可以提高种植体周围的稳定性。它还决定了种植体周围炎维护期护理的风险和患者对该区域良好清洁的能力。

软组织的轮廓由下面的骨决定。软组织增量可以进行的时机有：

– 种植体植入前

这样做是为了增强角化组织或组织厚度，或两者兼而有之，目的是在植入前增加软组织。此时也可以移除可能影响种植体植入期间瓣稳定性的肌肉附着（图5.8a）。

– 在种植体植入后的第二阶段手术中

如果软组织看起来受损并且很薄，则可以进行软组织增量以增加组织体积厚度。此时可能还需要进行角化组织增量（图5.8b）。

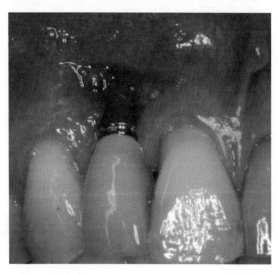

图5.7　薄牙龈组织生物型由于缺乏角化组织导致组织移动，从而引起菌斑积聚和炎症。

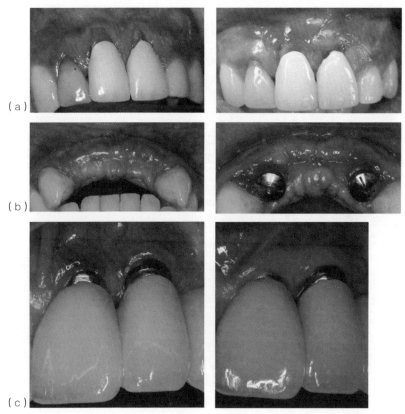

图5.8　在不同时间进行的软组织增量的病例。（a）在种植体植入前，使用结缔组织移植物来增加组织厚度和角化牙龈组织。（b）在第二阶段手术中，使用猪基质来增加组织体积。（c）种植体植入后，用带有上皮领圈的结缔组织移植物来增加组织厚度和角化牙龈组织。

　　– 种植体植入的维护阶段

　　在缺乏角化组织或组织厚度的部位，有炎症表明种植体周围黏膜炎/种植体周围炎（图5.8c）。

• 硬组织（骨）增量术

　　随着对牙齿更换的美学需求的增长，仅将种植体放置在骨存在的位置而不考虑最终牙齿的位置，这样的情况已不复存在。这与维持生物学健康及功能的需要一起，导致增量技术被用于促进修复为导向的种植体植入。硬组织增量遵循引导骨再生的原则，其中上皮和结缔组织细胞被排除在外，以允许骨细胞生长（图5.9）。

　　可以在以下时间进行：

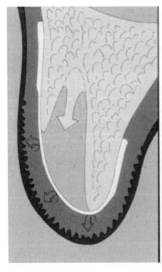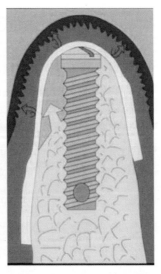

图5.9　引导骨再生的原理：屏障用于选择性地排除不需要的细胞浸润到缺损中，从而允许所需的细胞（在这种情况下为骨骼）生长。表5.2显示了用于引导骨再生的屏障膜类型。

- 在种植体植入前

种植体植入前在已经愈合的位点进行骨增量，由于牙齿拔除后的重塑过程导致了骨量和高度受损，需要进行重建以利于种植体植入。这被称为"分阶段"方法，根据用于增量的材料，在种植体植入前通常需要4~8个月的愈合期（图5.10a）。

- 在将种植体植入在拔牙窝之前

拔牙后，在水平向和垂直向都发生了骨缺失，大部分变化发生在前8周内。水平骨缺失的范围为29%~62%，垂直向丧失范围为11%~22%，骨缺失的程度受感染、外伤、解剖结构及拔牙技术的影响。因此，当拔牙时，这些吸收性变化反映了无牙牙嵴的残余形状。建议在拔牙时进行增量，以尽量减少拔牙后出现的骨缺失程度。虽然它不会阻止拔牙后骨重塑的变化，但有助于减少随后在种植体植入时所需的移植量。这也被称为"牙槽窝保存"。牙槽窝保存不会阻止骨重塑和丢失，但会最大限度地减少骨缺失的程度（图5.10b）。

- 在种植体植入时被称为"同期"增量

种植体植入的位置将由手术导板确定，从而确保种植体位于修复需要的三维空间中。此时的增量将促进最终美学结果。当进行增量以改善水平骨量时，被称为"轮廓扩增"（图5.10c）。

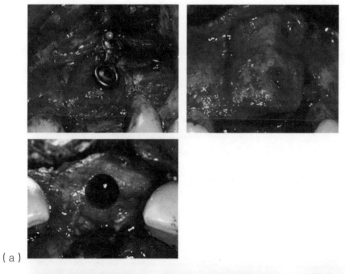

（a）

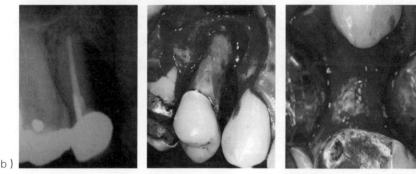

（b）

图5.10 在不同时间进行的硬组织增量的病例。（a）分阶段的方法，其中使用自体骨块移植物来增加骨量，从而促进种植体植入。图片显示种植位点的移植物被螺钉固定，固定螺钉移除后以及移植物接受种植预备后。（b）拔除无希望的牙齿并进行牙槽窝保存，显示4个月后再重新进入该部位时骨量维持不变。

– 种植体植入后

这通常是在维持阶段，此时可能会采取增量程序来再生由于种植体周围炎而丢失的骨量。这不会重建骨结合，因为种植体表面已经是受污染的表面（图5.10d）。

增量技术

诸如牵引成骨技术，通过手术诱导骨折，将两个部分缓慢拉开，使骨骼随着时间的推移而生长，以及使移植物重新血管化，其中有活力的骨段通过

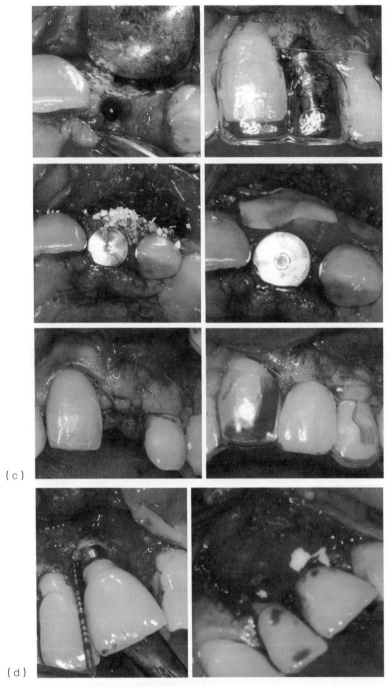

（c）

（d）

图5.10续 （c）使用单侧翻瓣的方法在植入种植体的同时进行增量程序（与第4章中的病例相同）。使用Essix固定器以确保不会对下方部位造成创伤。（d）种植体周围炎伴近中骨内缺损，已通过增量手术治疗。

其血管蒂转移到受体床，牵张成骨术最常用于癌症手术中，用于增加骨高度与宽度。然而，这两种技术都需要全身麻醉，因此不在牙科椅上进行。

引导骨再生技术是最常用的技术，它涉及使用屏障进行选择性细胞排除，从而允许在创造的空间内形成新骨（图5.9）。用于增量的骨缺损被描述为空间制造和非空间制造，并且通常使用移植材料与屏障一起保存或帮助创建空间，这些屏障选择性地排除不需要的细胞，允许骨细胞生长到缺损中。这些技术被用来重建垂直向和水平向缺损的牙槽嵴，根据缺损的解剖情况使用块状或颗粒状移植物的组合。增量程序可预测的主要目标是保持愈合阶段伤口的稳定性，因为任何微动都会导致纤维组织形成。如果植入同时进行增量，则需要种植体的初期稳定性。

采用其他技术，例如使用特殊的器械进行嵴劈开/扩张，以增加较薄牙槽嵴和骨宽度受损部位的体积（宽度）。水平向增加牙槽嵴宽度也被称为"轮廓扩增"，比需要骨高度的垂直向增量程序更具可预测性。垂直向骨高度可以通过上颌窦底提升术或onlay植骨获得。对于前者来说，重要的是在完成之前确定最终修复体相对于相邻牙齿的位置，因为通常onlay移植会产生更美观的结果。

增量材料

• 软组织

用于软组织增量的材料可分为自体移植物、同种异体移植物和异种移植物（图5.11）。自体移植物（结缔组织和游离龈）仍然是提供最佳可预测性的"金标准"；然而，第二术区手术和可用数量的挑战导致需要使用替代材料。虽然所用材料的处理结果相似，但同种异体移植物和异种移植物在初始愈合期间表现出更大程度的收缩；然而，第二术区的不良反应和自身组织量不足的问题都避免了。图5.12显示了不同材料的使用。

• 硬组织/骨增量

骨增量通过以下原则愈合：

– 骨诱导：通过使用生长因子或骨形态发生蛋白诱导新的骨细胞

– 骨传导：移植材料用作支架

– 骨生成：移植材料溶解，促进骨形成

用于骨再生的材料有多种，可分为以下几组（表5.2）：

表5.2　最常用于引导骨再生的屏障膜（理想情况下，所有屏障膜都需要与移植材料一起使用）

屏障膜类别	分类	评价
不可再吸收生物膜	钛屏蔽层（Frios）钛网	需要稳定 可以CAD/CAM制造
	聚四氟乙烯基 （ePTFE–Gore Tex； PTFE–Cytoplast） PTFE–TefLon–PD 钛增强材料可提供刚度	ePTFE可能会暴露和感染 dPTFE对组织更友好
可再吸收生物膜	**胶原蛋白基质**	
	牛（1型胶原蛋白） Biomend；Collaplug 猪 Memlok Pliable（1型胶原蛋白） Creos［Porcine and Elastin Biogide（1型和3型胶原蛋白）］ 心包 Memlok（人心包膜）	不同程度的刚度，但都需要 与移植材料一起使用 可以固定 暴露触发早期吸收 处理属性因 不同种类 生物吸收率为4～ 6个月，有些显示更长的时间
	合成（聚乳酸–PLA和 聚乙醇酸–基于PLG酸） PLA；Guidor PLA/PLG–Cytoflex再吸收	生物吸收时间可变 需要稳定

－自体骨

这些骨取自同一个人。这些移植物具有最高的可预测性，可以块状或颗粒状使用。它们可以取自口外供体部位（大范围增量）和口内部位，例如颊部、下颌支或结节。它们仍然是"金标准"，因其具有骨诱导和骨传导特性的组合作用；然而，快速吸收的特性导致将需要这些移植物与其他材料结合使用以减缓吸收过程。

－同种异体移植物

这些来自同种的另一个体，也被称为"尸骨"。该材料可用作冻干同种异体骨和脱钙冻干同种异体骨及活组织。它们在很大程度上具有骨传导特性，最终移植结果因获得材料的骨库而不同。

－异种移植物

这些是从牛、猪或马获得的基于动物的材料。基于碳酸钙配方的藻类和

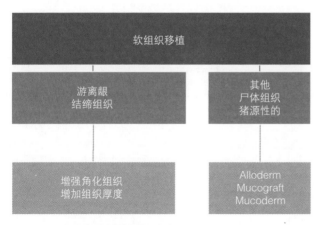

图5.11　不同类型的软组织移植物。

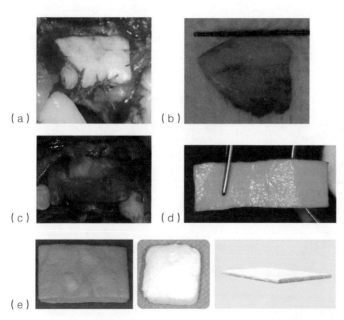

图5.12　用于软组织移植的不同材料。（a）游离龈移植。（b）结缔组织移植。（c）富含血小板的纤维蛋白与软组织移植材料一起使用。（d）人类尸体组织（异胚层）。（e）猪基质材料（Mucograft，Fibroguide，Mucoderm）。

珊瑚衍生材料也可用。所有材料均通过结构化流程进行严格处理，旨在减少疾病的传播。移植材料的质量取决于孔隙率，猪骨的孔隙率最高。这些材料有不同的粒径，其中小的用于小缺损。这些材料具有骨传导性，并为骨形成提供支架。

– 异质体

这些是合成材料，分为羟基磷灰石、磷酸钙衍生、硫酸钙衍生和生物活性玻璃。这些材料还具有导骨性，可作为具有不同处理性能和再吸收率的缺损填充物。相比之下，生物活性玻璃已被报道具有骨生成能力，因其已被证明能刺激骨形成。羟基磷灰石已被证明可以通过纤维包裹愈合。合成材料的使用是可变的，虽然成功但证据基础有限。

– 生长因子

这些是骨诱导的，包括富含血小板的血浆/纤维蛋白和骨形态发生蛋白。前者越来越多地成功用于种植牙，并且经常与上述材料混合使用。

自体骨仍然是"金标准"，因其具有骨诱导和传导的优越特性。然而，由于第二术区不良并发症和所取骨量的挑战，自体移植物通常与其他材料中的一种结合使用。由于易于获得和可预测性，异种移植材料最受欢迎。合成材料在市场上也有一席之地，因为一些患者不希望使用动物源性产品（图5.13）。

增量的结果与缺损的类型、位点的处理及术者的经验有关。移植物通常

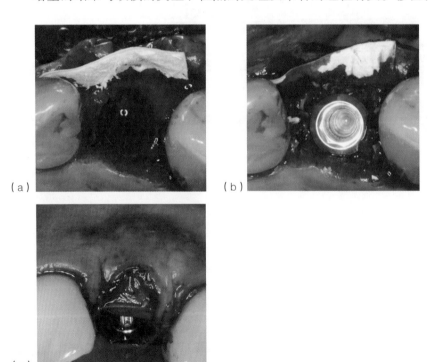

（a）　　　　　　（b）

（c）

图5.13　（a~c）即刻种植同时进行增量。屏障放置在有开窗的颊侧。准备好该部位并植入种植体，使用生物材料扩大间隙。放置愈合帽并将瓣关闭。

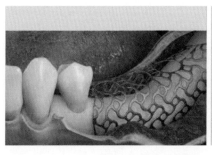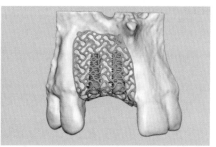

图5.14　用于空间维持的计算机化钛框架。

与屏障结合使用，以防止上皮细胞向下生长，因为这可能导致纤维结合而不是骨结合。表5.3概述了屏障类型，其中可吸收胶原屏障因其易于使用而最受欢迎。然而，这些屏障缺乏刚度，因此需要与硬组织移植材料结合使用，以保持骨再生的空间。随着计算机技术的进步，可以制作定制的钛框架以保持空间，并与胶原蛋白屏障一起使用以促进水平和垂直再生（图5.14）。

表5.3　用于增量的不同移植材料

移植物类型	备注	描述
自体 （人类）	块状移植 颗粒状移植	需要第二个术区 数量 吸收率 常与其他材料一起使用
异体 （人类）	冻干同种异体骨（FDBA） 脱钙冻干同种异体骨（DFDBA）	结果变异 可长时间在位点保留
异种移植物 （基于动物）	牛	最常用的 不同的类型取决于厂商 因此有不同的结果
	猪	更多孔
	马	
Alloplasts （合成）	羟基磷灰石	缺损填充物，常与肉芽组织愈合
	生物活性玻璃	可以刺激骨生成，但变化很大
	磷酸钙和碳酸盐基	高吸收率
其他	富血小板血浆（PRP） 和富血小板纤维蛋白（PRF）	变化的结果报道
	骨形态发生蛋白	价格昂贵

修复程序

修复体是患者在治疗结束时才能看到的，其设计需要满足患者的功能和美学需求。因此，从一开始就向患者说明可能的治疗结果，对于确保患者参与治疗过程以及管理他们的期望非常重要。让临床医生确保期望值与临床实际可行性一致。例如，患者想用固定修复体来替代原来长时间佩戴的活动义齿，那么由于软硬组织缺失引起的固定修复后唇部支撑不佳，就成为需要关注的不佳美学效果。修复方案旨在确定将要提供给患者的以种植体为支持的修复体类型，并确认咬合方案。后者至关重要，在减少修复体完成后早期和后期并发症方面发挥重要作用。种植体修复失败的技术方面的早期并发症，如螺丝松动，已经被设计和技术的改变所克服。修复体的设计和类型将决定植入物的长期预后和成功，因为它将与患者维护植入物的能力相匹配，例如，手灵活性较差的患者可能难以清洁固定修复体周围，因此可能需要更改设计或考虑使用可拆卸修复体。

种植治疗的计划应始终以终为始，并且应该是在使用种植牙进行牙齿修复时首先考虑的问题。通用规划阶段将有助于了解患者的愿望和期望，并且可以在针对特定位点的规划中考虑这些观点。这种早期计划将帮助临床医生了解种植体的数量、大小及分布，这取决于缺失的牙齿数量以及骨骼软组织缺失的程度。

应在一开始就在可摘义齿和固定义齿之间进行选择，尤其是当佩戴义齿的患者正在寻求固定修复体以实现这些治疗目标时。大多数患者想要固定式的义齿，然而，选择这种修复体将取决于本章后面介绍的许多因素。修复治疗的目标将取决于患者的需求和功能状态。此时，临床医生还需要与经验丰富且详细掌握患者信息的技师合作，他们将负责修复体的构建。临床医生应该能够与技师沟通并传达预期的愿景，以使最终的修复体满足治疗完成时的要求和期望。随着数字技术的引入，这种沟通变得更加简单，传统的修复体制作方法得到了计算机辅助设计/计算机辅助制造（CAD/CAM）的补充。这使得提供种植固位修复体中一些更具挑战性的技工室工作变得更简单。

因此，修复方案的重点是确保患者的期望与在临床限制范围内可以实现的可预测性相平衡。它们应包括以下内容：

- 修复体类型：固定或可拆卸
- 修复体的设计应利于保持健康，即便于清洁
- 制作修复体的材料
- 可回收性类型
- 咬合方案

修复体类型

　　以种植体固位的修复体可以是可拆卸的，也可以是固定的。混合支持式修复体是一种利用软组织进行支持并利用植入物进行固位的修复体。选择固定的还是可拆卸的，将取决于软组织和硬组织损失的程度以及患者的手灵活性，这是维护时需要考虑的重要因素。可拆卸的修复体将取代软组织和硬组织，可以是混合设计或仅由种植体固位。固定义齿可以替换单颗牙齿（牙冠）或多颗牙齿（牙桥）或所有牙齿。当所有牙齿都需要用固定的种植体固位修复体替换时，应考虑可回收性和未来失败时的应急计划，特别是如果将修复体作为一个整体单元制作。固定修复体可以掩饰部分软组织缺失，需要更高程度的手灵活性和术后护理，维护成本也可能更高。

- 可拆卸的修复体

　　这种类型的系统旨在加强固位、稳定和功能，并由患者取出进行清洁。当大面积软组织缺损无法用固定修复体并且会对面部轮廓和最终外观产生不利影响时，就使用这种方法。有4种不同的附着系统用于将义齿固定在种植体上：

- 球/螺柱/Locator附着体
- 杆型附着体
- 磁铁
- 套筒冠附着体

　　Locator基台已取代球/螺柱附着体的使用。附着体的选择取决于咬合间隙、患者相关因素和临床医生的选择。图5.15显示了不同类型的附着体。

　　义齿的构造将遵循与构造传统义齿相同的原则。通过种植体固位的义齿被称为"覆盖义齿"，当计划这样的修复体时，通常主张在下颌骨种植2颗种植体，在上颌骨种植4颗种植体。必须让患者意识到在装配后需要进行微调，

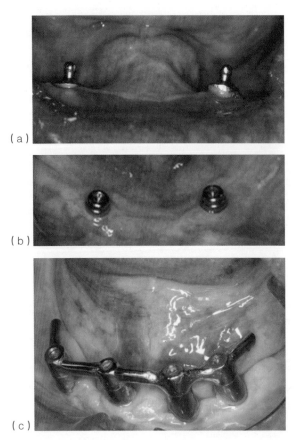

（a）

（b）

（c）

图5.15 用于种植体覆盖义齿的球头、杆和Locator附着体。（a）球端基台，这些在很大程度上被Locator基台所取代。（b）用于固位义齿的Locator基台。（c）杆型附件，清洁杆下部分需要手的灵巧性，它为义齿提供更牢固的固定。

并且需要定期维护和跟进。杆固位义齿的常见并发症是杆下常见的反应性增生。种植义齿通常在10年左右需要重新制作，如果患者有副功能倾向，则需要更早。但是，根据磨损和咬合情况，附着体的固定插件可能需要在几年内更换。

• 固定修复体

这种类型的修复体可以直接使用基台螺丝固定到种植体上，也可以通过基台间接固定在种植体上，其中后者首先使用基台螺丝连接到种植体上，然后修复体通过基台与修复体螺丝连接或粘接到基台上（图5.16）。这种类型的修复体不能由患者移除。根据所使用的种植系统，基台螺丝通常通过在预加载时拧紧至25～35Ncm和修复体螺丝至15Ncm来预紧。连接螺丝的入口孔

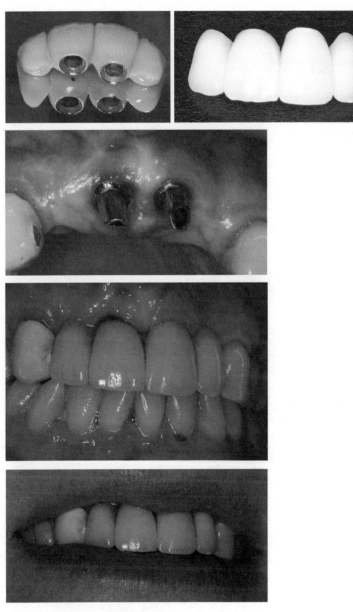

图5.16 粘接固位的种植修复体。

必须密封,并且在放置填充材料之前,使用胶带或棉绒保护螺丝的头部(图5.17)。螺丝固位修复体往往比粘接固位修复体体积更大。技术和数字系统的进步使得可以使用角度校正螺丝,从而可以在修复体中进行微小的角度变化。这些螺丝需要特殊的螺丝刀。粘接种植体修复体通常使用临时粘接剂以

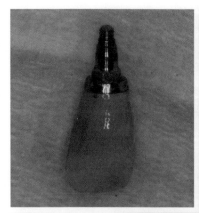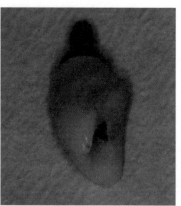

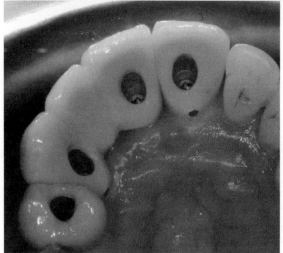

图5.17 螺丝固定修复体的进入孔。

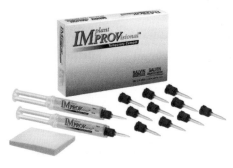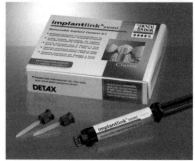

图5.18 用于粘接种植体修复体的树脂粘接剂。

实现可拆卸性。带有改性剂的临时粘接剂一直是一种常用的选择。然而，去除多余的粘接剂和可拆卸的挑战促使制造商开发用于粘接种植体固位修复体的特殊粘接剂（图5.18）。这些基于树脂配方的粘接剂具有"快速固定"功能，可以去除粘接剂，从而最大限度地降低粘接剂引起的种植体周围炎症的风险。由于修复体的精确适配，只需要少量的粘接剂。水门汀固位修复体和牙冠整体提供与天然牙一致的更好轮廓。关于修复的类型没有达成共识；然而，在多个牙位、全牙弓修复和可拆卸性至关重要的情况下，应考虑使用螺丝固位修复体。

与种植体固位修复体相关的并发症

修复体并发症通常是技术并发症，与咬合力和修复体设计有关。这些可分为轻微和主要并发症，如下所示：

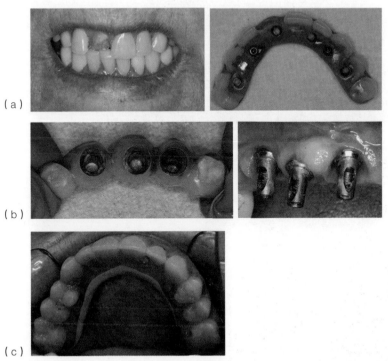

图5.19　与种植体固位修复体相关的轻微并发症。（a）由于磨损导致咬合不稳，牙齿从修复体上脱落。（b）已安装5年以上的粘接性固定桥脱粘接。基台为成品基台。（c）螺丝孔填充材料丢失，需要更换以防止过多的碎屑进入孔中。

• 轻微

螺丝松动、修复材料断裂、粘连、螺丝通路孔填充物脱落与磨损（图5.19）。

• 主要并发症

螺丝断裂、支架断裂和种植体断裂（图5.20）。

根据并发症的性质，可以进行简单修复；然而，临床医生必须评估并发症的原因并加以纠正，否则进行性恶化可能导致轻微并发症发展为严重并发症。

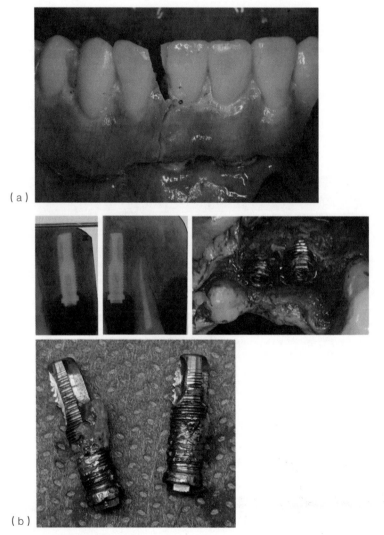

图5.20　与种植体固位修复体相关的主要并发症。（a）修复体折断。（b）种植体内部的基台螺丝断裂，导致无法移除螺丝，因此必须将种植体移出。植入物已在原位 > 10年。

种植体固位修复体的加载程序

咬合的控制和使用的咬合方案是确保技术和生物学并发症最小化的重要因素，通过控制不利的负载力和有利的应力分布来实现。在过去的几十年中，种植体的加载程序已经发展，与早期种植学相反，早期植入后需要放置4～6个月不能加载，而现在是越来越早地加载。其中一些变化是由改进的种植体设计和表面形态所驱动。目前使用的加载程序有：

• 即刻加载

修复体在种植体植入后1周内连接到种植体上，并与对侧牙产生咬合。该加载仅用在具有出色的初期稳定性且未进行增量程序时应用。

• 早期加载（有时被称为"延迟加载"）

修复体在种植体植入后的1周至2个月内连接到种植体。

• 常规加载

当种植体与颌骨结合2个月或更长时间且与修复体没有连接，并且在骨结合期之后修复体才与种植体进行连接。

• 即刻修复

通常在种植体植入后1周内安装，修复体连接到种植体，但不会与对侧牙产生咬合。

这些加载方案的选择将取决于初期稳定性的程度、是否需要增量程序以及软组织稳定性。在种植体植入需要一段时间愈合的情况下，临时修复体必须有牙齿支撑，以尽量减少对下方组织和种植体的创伤。临时修复造成的意外创伤可能导致早期种植体植入失败。

构建修复体

修复体可以在种植体植入（即刻修复）、种植体植入4～8周后（早期修复）或3个月后（传统修复）安装。当关注美学并获得了植入物的稳定性但尚未准备好加载时，通常会进行即刻修复。无论修复体是哪种类型，种植体固位的修复体的构造都遵循以下步骤。所需步骤的数量将取决于植入物的数量和修复体的类型。

• 印模

印模可以在种植体植入时进行，也可以在愈合期后根据修复体的安装时间进行。印模可以在种植体水平或基台水平上进行。对于后者，必须首先将基台连接到种植体，然后使用适当的印模帽来获取印模。种植体水平的取模中，开窗托盘是指在印模转移过程中螺丝位于托盘之外，而闭口托盘是螺丝在印模材料之内并且转移杆连接在它上面（图5.21）。在前一种情况下，在移除印模之前必须拧松转移杆固定螺丝，取出时，转移杆保留在印模中。相反的，闭口印模技术中，临床医生需要移除印模帽并且将其重新在印模中就位。某些系统有闭口托盘。不同印模帽和基台类型已在第2章中介绍。印模经过消毒并送至技工室进行下一阶段。所有种植系统都具有遵循类似步骤的组件。

数字技术使传统印模能够被扫描到数字软件上，技工室从中构建修复体。数字印模也可以使用数字扫描仪采集，消除印模材料带来的不便，患者也更容易接受。同时，最大限度地减少了向技工室寄送材料的需要，因为采集的图像是通过专用软件以数字方式传输到技工室的。数字印模需要使用编码愈合基台或扫描体，为技师提供用于数字图像上的参考标记来构建修复体（图5.22）。

• 技工室阶段

根据所取印模的类型，在消毒后，技师会将种植体替代体连接到印模

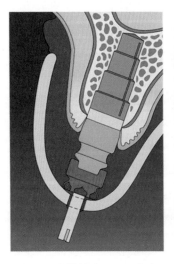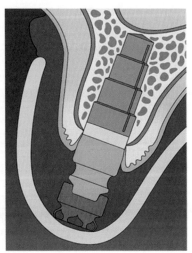

图5.21　印模技术——开窗和闭口印模（见第3章）。

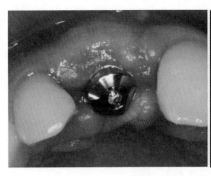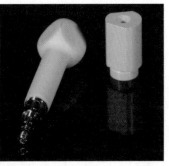

图5.22 用于数字印模的编码基台和扫描体。

帽,然后将印模灌注模型或扫描。如果有蜡型和导板,这将用于构建最终的修复体。

然而,对于数字扫描,蜡型的图像被映射到要构建的修复体的印模上。对于需要支架的带有牙桥的多颗种植体,需要首先在口内进行试戴,并在制造最终修复体之前进行验证。如果存在颜色匹配困难或需要确定修复体轮廓,则会进行素色烘烤修复体的口内试戴。

安装修复体

一旦从技工室收到完成的修复体,临床医生将检查模型的贴合度并评估修复体。移除愈合基台并尝试将修复体放入口内。对于多个定制基台,使用转移定位器确保基台正确对齐,以方便修复体就位(图5.23)。连接基台并拧紧螺丝。修复体通过水泥或螺丝安装到支架上。对于前者,在粘接之前,将进入孔密封,以防止水泥被卡入进入孔中。支架必须在植入物上被动就位,以确保没有创伤力传递到下面的植入物。检查咬合情况,并为患者提供有关后期护理和功能的建议。患者可能会被转介给口腔卫生士/牙科助手以获取此指导。

X线片和就位后牙周图是在修复体就位时拍摄的,因为它们将构成在最初几年评估牙周组织和骨水平的基线参考。

安装后说明

根据修复体的类型,给予患者指导至关重要,因为患者需要照顾自己的

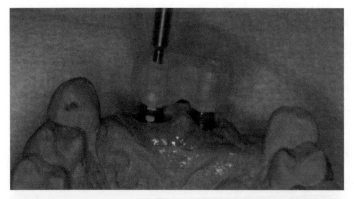

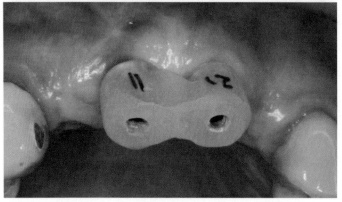

图5.23　定位导板显示5.16病例中基台的位置。

修复体。在患者离开之前，医生应该：

- 如果是固定桥，展示如何清洁修复体的周围和下方
- 使患者了解日常清洁和最佳清洁的重要性
- 展示如何使用不同的工具进行清洁
- 提供有关已完成治疗的信息，其中应包括：
  - 植入物的类型
  - 手术细节，包括任何增量手术
  - 修复体的细节（螺丝固位或粘接固位）
  - 基台类型
  - 维护制度和后续护理
  - 安装修复体后拍摄的基线探查图和X线片

结果

用于提供种植体固位修复体的不同方法和时间表应考虑预处理计划，在此期间将考虑关于修复体类型、预期时间及负载的决定。然而，最可预测的结果主要是采用传统的种植体植入和修复方式，延迟植入和传统负载是当今最受青睐的选择。如果存在可能影响治疗效果的患者相关风险因素和手术部位相关因素，则应始终选择前一种方法，虽然所有方法的成功率据报道都在96%～98%之间。如果要实现可预测性，则应在考虑计划开始时就决定修复体的类型，何时安装修复体及加载，因为这些决定将推动手术的开展。

学习要点

- 描述植入手术植入的过程
- 讨论影响种植体手术植入的因素
- 在植入种植体时，考虑顺序位点准备和初期稳定性的重要性
- 解释增量的基本原理与原则并理解应用
- 描述用于增量的材料
- 解释种植体固位修复体的种类、区别和作用
- 考虑构建种植体固位修复体的关键阶段
- 用咬合形式识别成功的挑战
- 了解与种植体保留的修复体相关的轻微和主要并发症
- 了解修复体设计与形式对种植体治疗长期结果的作用

参考文献

[1] Mericske-Stern, R. (2008). Prosthetic considerations. *Australian Dental Journal* 53 (1): S49–59.

[2] Boyce, R. (2021). Prosthodontic principles in dental implantology. *Dental Clinics of North America* 65 (1): 135–165.

第6章
种植体周围组织

种植体周围组织是围绕骨结合种植体的组织，分为软组织和硬组织。当使用"种植体周围组织"一词时常常指的是种植体周围软组织。两段式种植体植入和愈合基台连接完成，或是一段式种植体植入后，这种种植体周围软组织便在愈合中形成。这种软组织种植界面起着重要的作用，因为它在种植体周围形成了生物学封闭，从而保护种植体免受口腔周围环境的影响。这种生物学封闭通过附着将种植体与口腔环境隔离，限制了细菌菌斑的生长，从而防止在该界面发生疾病。

随着种植体治疗需求的增加，骨结合的概念被广泛接受，了解这种软组织封闭，对确保组织和种植体修复的长期稳定以及种植成功是至关重要的。许多因素会影响这种封闭的稳定性，包括现有组织的角化程度、基台材料和种植体的表面形貌。其中一些因素应在早期规划阶段就进行考虑，从而减少这些因素影响。因此，术前计划不仅仅提供一个修复体设计，更重要的是找出可能危及种植体周围组织稳定性的因素，同样，使患者意识到这些因素的影响也是至关重要的。

解剖学

了解牙齿–软组织界面和种植体周围软组织界面之间的相似及不同之处，也有助于更清楚地识别偏离健康的情况以及可能的原因（表6.1）。

这两种界面的主要区别在于：

• 结合上皮组成

牙齿和种植体都有很长的结合上皮，也被称为"屏障上皮"。在种植体

Dental Implants for Hygienists and Therapists, First Edition. Ulpee Darbar.
© 2022 John Wiley & Sons Ltd. Published 2022 by John Wiley & Sons Ltd.

表6.1　牙齿周围组织和种植体周围组织之间的相似性和差异

特征	牙齿周围组织	种植体周围组织
龈沟深度	浅，平均2～3mm	可变，取决于种植体放入深度、基台长度和修复体边缘
结合上皮	半桥粒附着于釉质	半桥粒附着于钛
牙龈纤维	复杂的纤维排列插入牙骨质、骨嵴和骨膜	种植体中无纤维插入，纤维方向与种植体长轴平行
结缔组织附着	有序的胶原纤维束垂直于牙根牙骨质	富含胶原蛋白，但无成纤维细胞和血管结构
血供	牙周韧带间隙的血管和牙龈结缔组织之间的大量血管吻合	血管少，大部分来自骨膜下的供应
生物学宽度	结合上皮0.97mm，CTA 1.07mm	JE=1.88mm，CT=1.05mm

周围，较薄且较长，与穿黏膜基台呈半桥粒附着，基底层较薄。这个特点和胶原纤维的走向增加了细菌渗透到种植体周围的风险（图6.1）。

· 结缔组织组成

　　与牙齿周围相比，种植体周围纤维含量较高，细胞含量较低，纤维母细胞较天然牙周少。胶原纤维与种植体表面平行排列，而牙齿周围胶原纤维与牙齿周围垂直排列。因此，当用探针评估种植体周围组织时，与正常牙齿相比，会发现更深的深度和更多的平均探诊出血。种植体周围组织的脆弱性质也使该区域对压力更敏感，因此，探测压力的增加可能导致组织创伤（图6.2）。

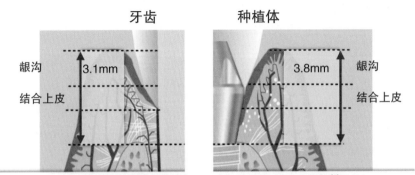

牙齿和种植体周围软组织的垂直高度，依据Berglundh等[1]的数据

图6.1　显示了牙齿和种植体周围组织的解剖结构。

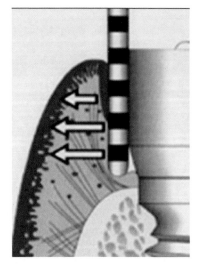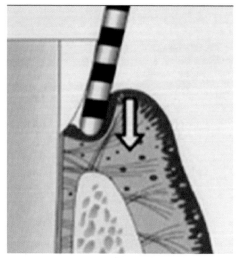

图6.2　种植体和牙齿周围的探诊（转载自intelcopen–kripal & Chandrasekaran）。

- 血管

种植体周围的血管来自骨膜，与种植体表面相邻的区域几乎没有血管。区域的血管缺乏使得该区域的中性粒细胞和B细胞的数量较少，从而影响愈合。

- 牙周膜

种植体缺少牙周膜，因此当疾病或咬合创伤发生时会直接传递到骨骼。

- 组织愈合反应

牙齿和种植体周围的细胞反应不同是因为B细胞和浆细胞浸润，加上缺乏紧密的软组织封闭、血供不足，种植体周围B细胞及外周中性粒细胞均有所减少，种植体周围组织的疾病进展相比天然牙更快。

- 生物学宽度

不同种植体的生物学宽度也不同，并取决于种植体植入的深度。生物学宽度平均为3mm（1~1.8mm的结合上皮和1~2mm的结缔组织附着）。当生物学宽度减小时，会发生边缘骨吸收。影响其宽度的因素包括种植体类型（一段式或两段式）、种植体材料（钛、金合金、锆）、种植体表面特征（表面形貌、外形设计）、负载方案和种植体植入时的切口设计。虽然人们认为这些因素会影响生物学宽度，但这种影响的程度尚不清楚（图6.3）。

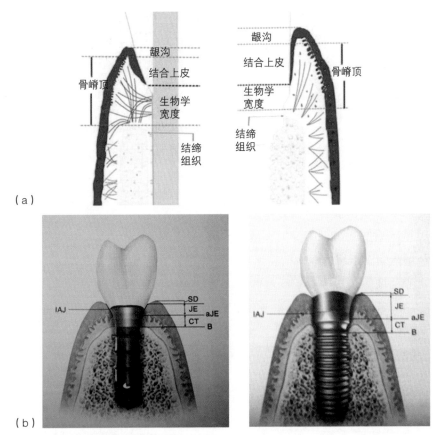

图6.3　（a）种植体周围的生物学宽度。（b）一段式（软组织水平）和一段式（骨水平）种植体之间的差异。

健康的种植体周围组织

　　种植体周围组织的健康对于种植体的初期稳定性至关重要，因此在种植体植入后应进行密切回访。

　　图6.4显示了移除愈合基台后两段式种植体周围的组织。组织的形状由使用的愈合基台形状确定，以获得最佳的修复体外形轮廓。

　　牙龈袖口在种植体周围具有保护作用，由种植手术术后愈合形成的上皮和结缔组织组成。对于两段式种植系统，由于修复基台的反复移除，导致半桥体附着受到损伤，从而使龈缘不稳定，这可能对薄龈临床表型的患者影响更大。种植体周围角化组织的好处在前面已经讨论过了。种植体周围形成的软组织被称为"瘢痕组织"，对细菌定植的抵抗力较差，即使在健康组织中

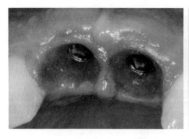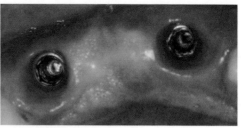

图6.4 移除愈合基牙后种植体周围软组织。组织的健康是显而易见的；然而，当基台被移除时，半桥粒附着断裂导致发红。

形成的生物学封闭也很弱，具有较差的机械耐受力。当这种生物学封闭被破坏时，种植体周围组织健康受损，最终导致种植失败。患者的日常菌斑控制在维持种植体周围组织健康方面发挥着关键作用。

健康的种植体周围组织应无红肿、无探诊出血，探诊深度 < 5mm，尽管探诊深度会随种植体三维位置的不同而变化。检查种植体周围组织是否健康，应遵循以下步骤：

- 对组织的目视检查，应该没有疾病的迹象
- 种植体周围探诊深度可根据种植体深度的变化而变化；然而，与基线相比，深度的增加表明存在疾病的风险
- 探诊出血检测应以轻力评估，以尽量减少对组织造成损伤的风险
- 与基线X线片检查对比，测量无进一步 > 2mm的骨缺失

种植体周围组织：疾病

随着种植治疗需求的增加，种植体周围疾病的患病率也在增加，炎症的早期识别将有助于进行迅速有效的干预，从而保持健康。然而，干预结果将取决于炎症发生原因。应在每次就诊时进行上述标准检查，以确保不遗漏疾病的早期症状。

- 考虑因素

    增加种植体周围疾病风险的因素包括（图6.5）：

    - 患者相关因素

    通过有效的家庭护理制度维持最佳菌斑控制水平的能力、吸烟、未控制的糖尿病、牙周炎史。

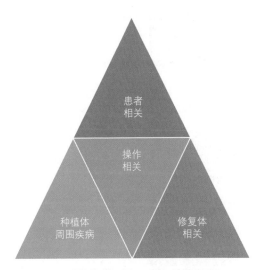

图6.5 影响种植体周围疾病表现的因素。

– 修复体相关因素

修复体设计的关键是能够患者能够清洁修复体周围。设计不良的修复体会降低清洁效率，导致更多的炎症和疾病。

– 操作相关因素

种植体三维位置、种植体与相邻牙的距离和修复体的外形设计都很重要。

种植体周围疾病与生物因素和机械因素有关。前者属于机会性感染，通常用出血、牙槽嵴顶骨水平变化和种植体周围袋加深来描述。

机械因素通常与咬合创伤引起的不良应力有关，从而导致种植体边缘骨缺失。由细菌和唾液组成的细菌生物膜在种植体表面定植，65%的种植体周围疾病由此引发。日常的化学机械去除和破坏这种生物膜将减少疾病的风险。在部分患者中，细菌从牙齿迁移到种植体是众所周知的。如果不能有效去除，就会引发炎症反应，释放细胞因子，从而导致中性粒细胞聚集。如果在炎症早期进行治疗，那么病情会自行逆转；然而，如果细菌继续存在，更多的中性粒细胞渗入组织，宿主的炎症免疫反应会造成种植体周围进一步的骨吸收。这种情况继续发展，促炎细胞的浸润增加，导致组织进一步破坏，最终导致种植体失败。与种植体周围疾病有关的细菌属于弯曲菌、杆菌、放线菌。

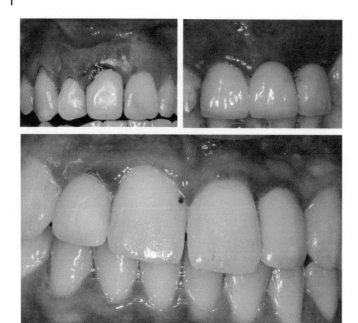

图6.6　种植体周围黏膜炎。

- 种植体周围疾病

    已报道的两种最常见的种植体周围疾病包括：

    - 种植体周围黏膜炎（图6.6）

        ○ 定义：表现为红肿、探诊30秒后线状或点状出血，最初治疗后没有额外骨吸收的炎症反应。其症状与牙龈炎相似

        ○ 可逆

        ○ 种植体位点水平患病率为30%～62.6%，患者水平患病率为47%～80%

        ○ 病因：口腔卫生差、不遵医嘱、修复体设计不良、修复体就位不良、种植体位置不良、缺少角化黏膜、残留粘接剂，以及极少出现的钛合金过敏

        ○ 临床表现：探诊出血，伴/不伴溢脓

        ○ 进一步发展会导致种植体周围炎

    - 种植体周围炎（图6.7）

        ○ 定义：导致种植体周围支持组织的炎症反应，种植体周围骨缺失超出最初的生物改建范围。种植体周围炎类似于牙周炎，发病区域有相似的微生物菌群和革兰阴性厌氧菌。

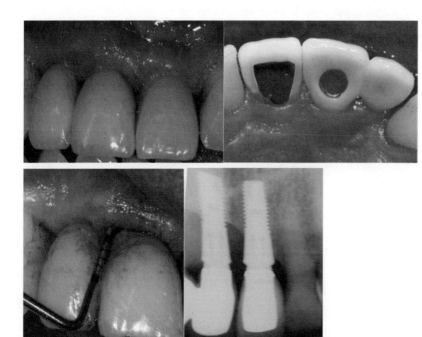

图6.7 种植体周围炎。

- ○ 不可逆
- ○ 种植位点患病率为12%～43%，患者患病率为28%～56%
- ○ 病因：细菌或不良负载或两者都有
- ○ 临床体征：出血、探诊深度增加、牙龈退缩、种植体周围角型骨吸收、黏膜肿胀充血、无痛；X线片显示骨缺失
- ○ 进一步发展会导致种植体脱落

有牙周炎病史的患者更易发生种植体周围炎，种植成功率也相对较低。吸烟也会导致种植体周围疾病及并发症发生的风险增加。有牙周炎和吸烟史的患者有更高的种植体疾病风险。由不良负载造成的咬合压力会引起骨缺失，进一步与细菌因素结合，从而增加种植体周围炎的风险。也有人提出，细菌引起的酸性环境可以导致钛离子从种植体表面释放，产生局部炎症反应。糖尿病控制不良会增加种植体周围炎发生的风险。角化黏膜影响种植体周围组织的长期稳定性。种植体周围炎的进展呈非线性加速模式，大多数病例的发病时间往往在种植后的3年内。

表6.2 用于种植周炎的不同分类系统

分类	类型	特征
Froum和 Rosen（2012）	早期	探诊深度≥4mm（探诊时出血和/或化脓），骨缺失<植入物长度的25%
	中期	探测深度≥6mm（探测时出血和/或化脓），骨缺失为植入物长度的25%~50%
	晚期	探测深度≥8mm（探测时出血和/或化脓），骨缺失>植入物长度的50%
Schwartz等（2007）	Ⅰ类	a=相邻前庭牙槽骨的水平和垂直联合缺失 b=开裂值高于Ia类缺损，可通过近中和远中进行识别 c=额外的周向组件 d=清晰的近中和远端组件，伴有口腔和前庭开裂 E=清晰的近中、远端、前庭和口腔组织，无开裂
	Ⅱ类	一致的水平骨缺失，可识别为种植体的瓣上暴露
Spikermann等（1984）	Ⅰ类	水平骨
	Ⅱ类	Hey形
	Ⅲa类	漏斗形
	Ⅲb类	缝隙形
	Ⅳ类	水平圆形
Nashimura等（1997）	1类	轻度水平骨缺失，植入物周围缺损最小
	2类	中度水平骨缺失和孤立的垂直缺损
	3类	中度至重度水平骨缺失，圆形骨缺损
	4类	重度水平骨缺失，以及骨壁和/或前庭骨壁的丧失
Berglundh等（2018）	种植体周围健康	植入物周围无炎症和出血的视觉迹象 种植体周围骨量正常或减少 无法定义探诊深度的范围
	种植体周围黏膜炎	周围有炎症和出血迹象
	种植体周围炎	种植体周围黏膜炎症 支持骨逐渐丧失
	种植体周围软组织和硬组织缺损	种植体植入部位拔牙术前缺损

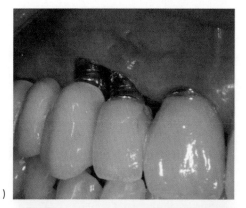

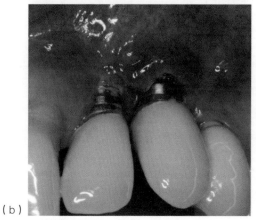

图6.8 种植体位置不正确导致种植体周围炎。（a）种植体放置过近导致骨缺失。（b）种植体偏颊向放置导致炎症、深袋和骨缺失。

种植体周围疾病分类已被提出，以区分种植体周围疾病的不同严重程度。Froum和Rosen分类是基于探诊深度和骨缺失，疾病被分为3个临床阶段，而Schwarz等提出的缺损分类是基于骨内组成的形状。Spikermann等使用种植体周围缺损的5类特征，其他人则使用了骨缺失量。目前建议的分类是经协商一致研讨提出的，包括疾病的分级和分期，如表6.2所示。

如果不考虑与种植体周围疾病相关的生物学因素，导致种植体周围疾病的主要因素是种植体植入位置及修复体的轮廓外形不住，阻碍了菌斑的控制。种植体植入在不可接受或不利的位置，由于难以清洁，导致菌斑堆积和/或骨缺失，从而导致局部疾病（图6.8）。

种植体周围组织：评估

种植体周围组织应该仔细评估，需要遵循的步骤将在第7章中介绍。评估种植体周围组织的重点是确定炎症的存在，包括视诊和探诊。这两种方法都有助于确定种植体周围组织的健康。

种植体周围疾病：治疗

如果要有效地控制这种疾病，治疗是必不可少的。然而，关于如何治疗种植体周围疾病还没有达成共识。目前为止，全球专家提出不同的治疗方案，这些方案都旨在控制菌斑生物膜和纠正潜在的骨缺损。其中最重要的是，确保居家护理是在一个最佳的标准和采用正确的口腔清洁方式。这方面的细节将在第7章中介绍。良好的口腔护理的价值不容低估，口腔卫生不良与种植体周围骨缺失有直接关系。

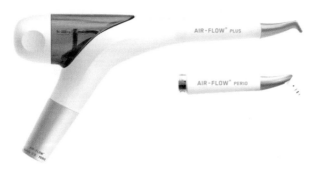

图6.9　喷砂器械：利用充气水流中的动能和粉末（通常是基于碳酸氢盐的氨基酸甘氨酸和一些使用植物糖）去除表面的生物膜。如图所示，在种植体周围使用可插入龈下区域的特殊工作尖。必须冲洗现场所有残留粉末。

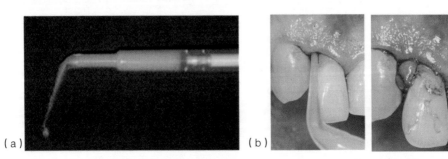

(a) (b)

图6.10　（a，b）将局部抗菌剂涂抹到牙齿周围的残留袋中。同样的原则也适用于植入物。

• 非手术治疗

非手术治疗在患者有良好的依从性的情况下对于种植体周围黏膜炎是有效的。然而，对种植体周围炎的疗效是不确定的，其挑战主要在去除被污染的种植体螺纹上的菌斑生物膜。

– 当使用非手术治疗治疗种植体周围炎时，目的是使用器械机械性去破坏菌斑生物膜。辅助用药，如局部使用抗生素，可用于去除种植体表面的毒素，并在袋内局部提供一定浓度的抗菌剂（图6.10）。也可使用全身抗生素。然而，除非患者有系统性疾病，否则应限制这些药物的使用，以尽量减少抗生素耐药性的产生。氨基酸甘氨酸粉由于耐磨性低，常用于喷砂。这是有效去除生物膜却不损害软组织或种植体的一种方式。治疗后冲洗，清除残留粉末（图6.9）。超声波仪器可以与专用的塑料头一起使用，详细内容将在第7章中介绍

– 激光也被提倡用于治疗种植体周围炎，包括二极管激光、Nd–YAG、铒或二氧化碳。与传统的治疗方式相比，激光的有效性仍然是有争议的。具体使用方法包括：

在非手术治疗中，用激光束对准龈沟中的炎症软组织，目的是破坏生物膜、净化牙周袋。在外科手术中，激光被用于去除病变的上皮组织，在某些情况下，激光被用于切除牙龈、清除污染部位和进行骨修复。

– 光动力治疗

激光可以激活放入袋内的光敏剂，并提供抗菌效果。

– 光生物调节作用

这是一种非热技术，引起光物理和光化学事件，并用于促进伤口愈合和组织再生。

• 手术治疗

虽然非手术治疗能够提供一个积极的结果，但在种植体周围炎的患者中，由于潜在的骨缺损，不可避免地需要手术干预。因为表面被污染的种植体不会发生骨再结合，所以需要通过手术治疗进入该部位，清除被污染种植体表面的感染，纠正潜在的骨缺损。用于处理潜在骨缺损的方法取决于缺损的解剖结构，以及缺损形态是弹坑状、垂直状或水平状。手术治疗将从翻瓣和暴露骨缺损开始，然后彻底清创和清除所有肉芽组织。建议使用钛刷；然而，临床上发现，这种刷子的小颗粒会遗留在相应位点。因此，也可以使用

喷砂的方式进行操作。除机械清创外，还建议使用柠檬酸或多西环素进行化学去污。如果缺损是水平型骨缺损，则在皮瓣复位和缝合之前要进行骨修整。在有坑状缺损或骨内陷的位点，可以使用第5章中描述的材料进行增量或再生。图6.11和图6.12显示了用于处理种植体周围炎的手术程序。在考虑这些位点的组织再生时，需要注意观察一些具体的要点，包括：

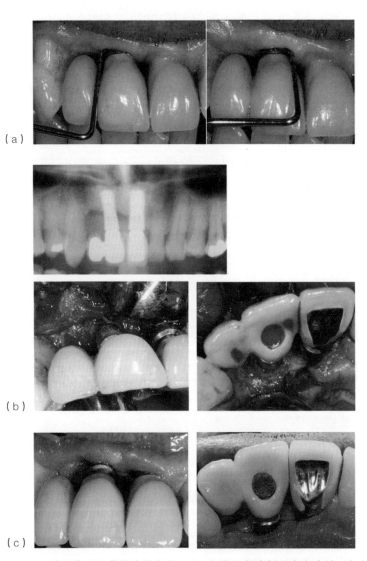

图6.11　种植体周围炎的外科治疗。（a）非手术清创后炎症改善，但仍有深袋。（b）切除性手术来减小深袋：翻开全厚瓣，识别骨缺损并进行骨成形后根向复位。（c）术后愈合组织收缩，种植体螺纹暴露。

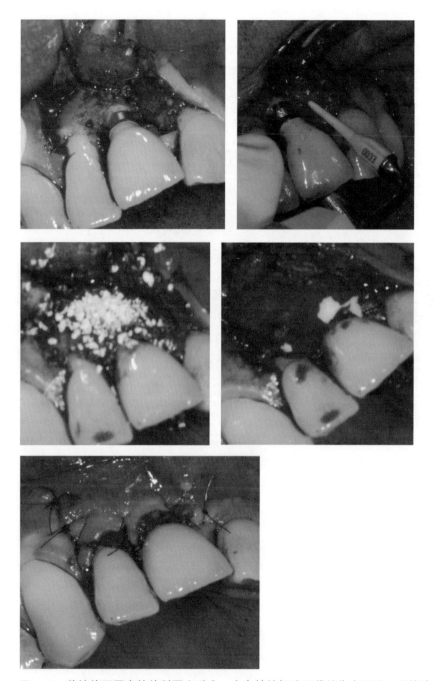

图6.12　种植体周围炎的外科再生手术。在有持续探诊深袋的位点翻瓣，用特殊的（碳纤维或纯钛）压电陶瓷工作尖处理种植体。对于种植体近中的缺损，用牛骨粉和猪基质屏障膜进行修复，缝合固定软组织瓣。

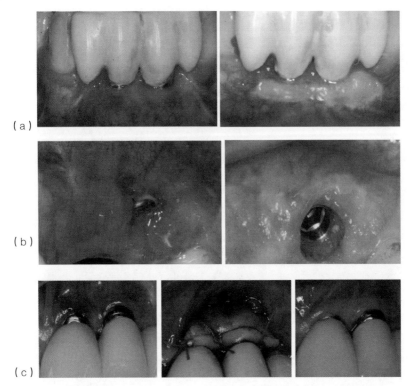

图6.13 种植体周围牙龈组织受损，使用不同的软组织移植物改善牙龈组织健康。（a）缺乏角化组织造成反复感染。游离龈移植后彻底解决。（b）种植体周围缺乏角化组织；通过游离龈移植在修复前加强组织。（c）含上皮领圈的结缔组织移植来增加组织体积和增加角化组织。

- 必须检查修复体，并考虑是否需要重新调整修复体外形

- 必须检查咬合，以确保没有负载过重

- 确定剩余骨壁的数量

建议使用的材料是牙釉质基质蛋白。修整修复体轮廓是手术治疗的一个重要组成部分，因为修复体的外形轮廓不佳会影响种植体的清洁，从而将导致机械性、生物学并发症及种植体的失败。

当缺乏角化组织或牙龈组织较薄或两者兼有时，也需要手术治疗。这些情况下，应遵循非手术方案，并根据目的决定是否需要和进行软组织移植。缺乏角化组织将需要游离龈移植（图6.13）。

种植体周围炎的管理提倡遵循一个系统性的流程，包括累积阻断支持治疗（CIST）方案，该方案将疾病的临床症状也纳入治疗方案中（图6.14）。

种植体周围疾病的不同治疗方法见图6.15和表6.3。

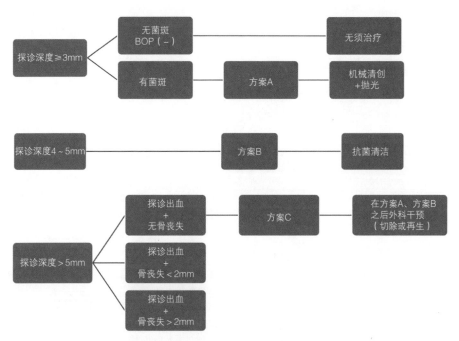

图6.14 种植体周围黏膜炎和种植体周围炎的累积阻断支持治疗（CIST）。

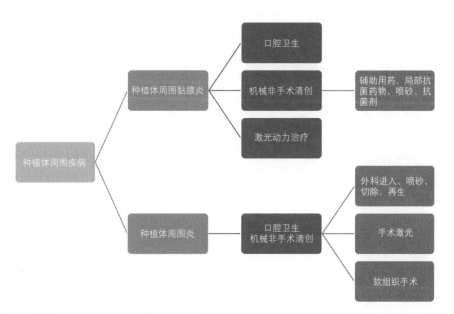

图6.15 种植体周围疾病的治疗模式。

表6.3 种植体周围疾病的治疗方式：口腔卫生士/牙科助手在监测、评估和初步管理中发挥着战略作用

种植体周围组织的评估

对于确定疾病的存在至关重要，应在两个层面进行：

1. 组织和骨骼评估：目视检查，使用临床检查和X线片。探查对于识别出血性疾病的早期迹象至关重要，应目视评估组织，并根据修复体安装后记录的深度进行临床测量。应仔细解释骨缺失情况，并根据修复体缺失时的骨水平进行测量。

2. 种植体位置和修复体轮廓：还应对这些因素进行评估，因为它们在任在是诱因/加重因素。如果位置和轮廓不合适，则管理应包括解决这些参数。

患者意识到风险和挑战，并参与下一步的决策

种植体周围疾病类型	措施	注意事项
种植体周围黏膜炎 种植体周围软组织可逆的炎症反应 特征： • 可见的炎症标志 • 探诊出血 • 种植体周围组织肿胀 • 疼痛、不适 • 探诊深度增加（通常不会） • 没有影像学可见的骨缺失 *期望的治疗结果：* *出血和探诊深度减少*	A. 菌斑控制和口腔卫生措施	手动、电动牙刷；牙间刷（花刷，口刷，单簇；超刷）；水冲洗器/牙签；戒烟建议和风险因素的控制
	B. 辅助性非手术清创术使用或不使用局部应用的辅助剂（如抗菌剂/化疗药物）	使用树脂纤维或钛合金工作尖或橡胶工作尖的超声波定标器；其他技术：光动力疗法、激光、混合运用
	C. 与医生联系以解决任何影响清洁的修复因素；移除修复体并重新塑形，以便于清洁	与医生联系，取下修复体、重新塑形、以便于清洁
	D. 外科手术：通常在牙龈炎发处	往往是切除软组织手术，如牙龈切除术或翻瓣手术。在措施B、措施C完成前不应该进行

续表

种植体周围炎		
不可逆的炎症反应伴骨吸收； 通常有深的探诊深度和种植体周围退缩 特征： • 可见的炎症标志，包括肿胀 • 探诊出血伴或不伴溢脓 • 探诊深度增加 • 牙槽嵴支持骨的逐渐丧失 期望治疗结果 *出血减少、袋深度减少，骨缺失稳定* *延长种植体寿命*	首先遵循步骤A，B，C并重新评估 应评估咬合情况和任何副功能活动 根据修复体类型，可能需要仔细检查	如果关键问题与种植体的位置和修复体的不良轮廓有关，这需要作为初始治疗的一部分来解决
	D. 有或无骨再生手术取决于骨缺失的性质	如果没有凹陷或骨内缺损，则应考虑通过皮瓣顶端复位来重塑骨；植入物表面清洁——没有明确证据表明这会起作用
	E. 再生外科手术	通常如果有骨坑/骨内缺损，重点是填补缺损，因为如果种植体表面受到污染，则不会发生骨结合
	F. 软组织手术	缺乏角质化组织和薄生物型：如果没有其他探测或结缔组织移植物，则可能需要考虑游离离牙龈移植物或深度或宽度问题
	G. 增量	种植体位置差，修复体轮廓外形差，植入差时，考虑在移植时进行增量，以保持骨的体积

辅助维护的随访和监测对于维持现状至关重要，但应告知患者种植周围炎治疗的长期预后不佳

学习要点

- 描述种植体周围的软组织界面和与天然牙的区别
- 讨论评估种植体周围组织时所使用的参数
- 解释增加种植体周围疾病风险的因素
- 描述种植体周围疾病的类型及诊断
- 种植体周围疾病的管理
- 描述种植体周围黏膜炎和种植体周围炎的治疗方案选择及治疗流程

参考文献

[1] Thakur, R., Gaur, V., Yadav, B., and Venkitram, N. (2020). Biology of Peri-implant tissues: A review. *Journal of Dental and Medical Sciences* 19: 18–24.

[2] Winstein, T., Clauser, T., Del Fabbor, M., Deflorian, A., Taschieri, S., Testorie, T., and Francetti, L. (2020). Prevalence of peri-implantitis: A mulitcentred cross sectional study on 248 patients. *Journal of Dentistry* 8: 80.

[3] Revert, S., Turger Persson, G., Fq, P., and Pm, C. (2018). Peri-implant health, peri-implant mucositis and peri-implantitis: Case definition and diagnostic considerations. *Journal of Clinical Periodontology* 45 (supl 20): 5278–5285.

[4] Wang, Y., Zhang, Y., and Miron, R. (2015). Health, maintenance and recovery of soft tissues around implants. *Clinical Implant Dentistry and Related Research* 18 (3).

[5] Valente, N.A. and Andreaana, S. (2016). Peri-implant disease: What we know and what we need to know. *Journal of Periodontal & Implant Science* 46 (3): 135051.

[6] Hashim, D., Cionca, N., Combescure, C., and Mombelli, A. (2018). The diagnosis of peri-implantitis: A Systematic Review on the predictive value of bleeding on probing. *Clinical Oral Implants Research* 29 (suppl 16): 276–293.

[7] Pssi, D., Singh, M., Dutta, S.R., Sharma, S., Atri, M., Ahlawat, J., and Jain, A. (2017). Newer proposed classification of peri-implant defects: A critical update. *Journal of Oral Biology and Craniofacial Research* 7 (1): 58–61.

[8] Mombelli, A. and Lang, N.P. (1998). The diagnosis and treatment of peri-implantitis. *Periodontology* 17: 63–76.

[9] Schwarz, F., Derks, J., Monje, A., and Hl, W. (2018). Peri-**implantitis**. *Journal of Clinical Periodontology* 45 (Suppl 20 Jun): S246–S266.

第7章
种植牙的维护

　　种植修复体的长期疗效取决于个性化定制的复查方案，利用团队的优势仔细思考风险预测因素。风险预测因素是任何可能影响和增加疾病发生概率的因素。个性化的维护方案和风险因素应在种植治疗计划制订时就开始考虑，有助于患者有计划地控制风险预测因素。通过仔细的病例选择、术前患者教育和风险评估，医生可以很好地管理和控制已知的风险因素，减少前文所述的生物学/机械并发症的发生率。该方法将有助于识别有这些并发症风险的患者，特别是种植体周围疾病的患者，并在任何干预措施开始之前告知患者。在进行任何种植治疗之前，应考虑到患者的依从性。先确保患者理解并接受治疗完成后所需承担的维护责任，然后再开始治疗。对于"风险"患者来说，更重要的是严格的术后维护，这是由种植体与牙齿之间的差异造成的，后者对疾病的进展有更强的抵抗力，而种植体由于牙周韧带的缺乏和血管的变化，疾病的进展往往很快。

定义

　　维护治疗又被称为"支持性治疗"，是指在完成治疗后定期进行的持续护理，目的是确保种植体周围软硬组织的健康状况，及早发现各种状况，以便及时采取干预措施，将问题进一步恶化的风险降至最低（图7.1）。围绕种植体的问题分为两类，机械和生物学并发症，这两类并发症已在第6章进行讨论。复诊的主要目的是：
- 监测种植体周围组织的健康状况（视诊和临床评估）
- 尽早发现问题，必要时进行干预

Dental Implants for Hygienists and Therapists, First Edition. Ulpee Darbar.
© 2022 John Wiley & Sons Ltd. Published 2022 by John Wiley & Sons Ltd.

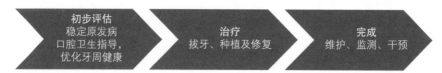

图7.1

复诊对于了解种植体情况至关重要，这有助于将疾病进展的风险降至最低，因为治疗失败可能会导致渐进和快速的骨缺失，最终导致种植体脱落。应根据患者的风险情况，在一定的时间间隔内对患者进行复诊，理想情况下，每次就诊应包括以下评估：

- 患者的菌斑控制
- 种植体周围组织及状态
- 种植修复体

原则

维护回访的主要原则是检查上述情况，并对发现的问题进行维护和/或管理。第一年的维护监测应该更加严格，至少每3~4个月进行一次，如果情况保持稳定，可以根据患者的依从性、风险情况和口腔卫生状况来调整更长的复诊间隔时间。维护期间进行的评估应根据修复体就位后记录的基线信息进行评估，这对于解释未来的变化至关重要。提供的维护应该是连续的、个性化的、系统的。为了监测疾病、了解疾病的迹象，种植系统的类型与治疗、修复体的类型和软组织界面使用的材料很重要。了解种植体与其软组织界面将有助于进行种植体的维护。理想情况下，患者应该获得"诊疗证明"，其中包含以下信息：

- 种植的位点
- 种植系统（一段式或两段式）
- 种植手术具体信息（日期、类型、时间、植骨）
- 修复体的具体信息（安装日期、类型–螺钉固位或粘接固位、使用的基台类型、一段式或两端式、使用的加载方案）
- 使用的粘接剂类型（如果使用粘接固位）或螺丝刀类型（如果使用螺钉固位）

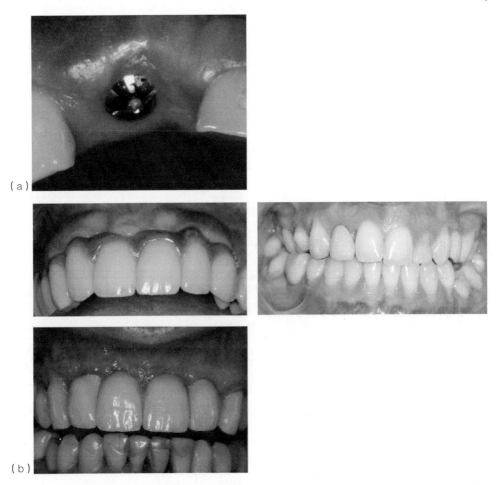

图7.2 （a）采印前要有健康的种植体周围组织。（b）种植体已在原位放置超过5年，种植体周围组织健康，患者接受定期的维护。有上颌固定重建的患者；左上4单颗种植体的患者显示健康的组织；种植15年后的固定桥患者，桥前方显示健康的组织。

- 修复体安装后的基线探诊图和X线片，包括记录的日期
- 患者的风险概况和具体问题
- 建议的维护方式
- 任何其他需要注意的事项

　　健康的种植体周围组织应该没有红肿或炎症（图7.2），如果出血，这是早期疾病的迹象。临床评估是多方面的，包括与患者相关的评估和临床评

估。与评估、规划和判断修复体设计有关的临床技能不足，以及识别与患者有关的关键因素如副功能（磨牙症）、吸烟、未控制的糖尿病及牙周病的能力不足，都是导致种植失败的重要因素。后一种情况使患者更易发生并发症和种植失败，因此早期发现将有助于降低这种风险。

维护的组成部分

典型的维护性复诊应包括以下几个内容：

患者评估

• 提出的诉求

应确定患者是否意识到问题。患者能够敏锐意识到他们的口腔发生了什么，通常能够描述早期注意到的变化。必须听取这些反馈，并采取有关措施加以解决。医生应仔细询问患者的出血、修复体松动等问题。在修复体安装后的6个月内，患者可能会抱怨冠松动。这通常与咬合负载有关，由于种植体周围缺乏本体感觉，种植体周围承受了高达100N的咬合负载而不自知。这种显著的负载会导致冠松动，如果是粘接固位，冠就会脱落，如果是螺钉固位，那么螺钉就会松动。这也可能是种植体植入5年以上患者的晚期并发症，随着时间的推移，天然牙发生磨耗，种植体修复体处于咬合超负荷状态，从而导致松动。

• 治疗史和系统性疾病的更新

在随访期间，治疗史可能会发生变化，因而应该在每次复诊时更新。如迟发型糖尿病会在短期内变化，如果不加以控制，会影响种植治疗的结果。由于年龄或药物导致的唾液流量减少会影响菌斑生物膜和黏膜组织的愈合，口腔黏膜疾病导致的牙龈组织疼痛会影响患者对周围组织的清洁。例如类风湿关节炎的自身免疫疾病会影响手灵活性，影响日常的清洁，也会对种植体周围的组织产生不利影响。怀孕引起的荷尔蒙改变会影响口内的情况并影响种植体周围组织。随着失智症发病率的升高，在种植过程中识别早期和未诊断的失智症患者非常重要。此外，患者的吸烟史包括电子烟史也应该检查。

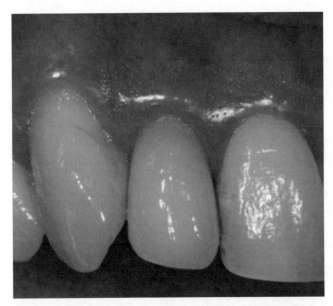

图7.3　早期种植体周围疾病的表现：右上2种植体龈缘红肿，点彩消失。

临床评价

- 软组织

视诊应注意观察组织和炎症信号（红肿、点彩消失和窦道）。种植体周围的组织应该被评估，任何红色症状都表明可能有炎症病损。缺乏角化组织和可动黏膜组织的位置需要仔细评估，因为这些位置容易滋生细菌（图7.3）。这些位置常常与骨缺失和菌斑聚集升高相关，伴随退缩和炎症，并且由于缺乏牙槽嵴顶上半桥粒附着，会有更高的出血频率（图7.4）。牙龈组织的生物型应该被关注，尤其是种植体周围的薄生物型通常与缺乏角化牙龈组织及退缩风险升高相关。角化牙龈组织提供长期的稳定性，更耐磨耗、更易清洁。

- 菌斑和出血指数

菌斑和出血指数应该评估各个位点且要贯穿全部口腔。菌斑指数应该被记录，推荐使用的种植体周围指数如表7.1所示。菌斑检查通过在种植体组织交界处、种植体和修复体表面轻轻移动探针。尽管早期观点表明，粗糙表面种植体滋生龈下细菌，种植体会影响其定植，从而提高种植体周围疾病的风

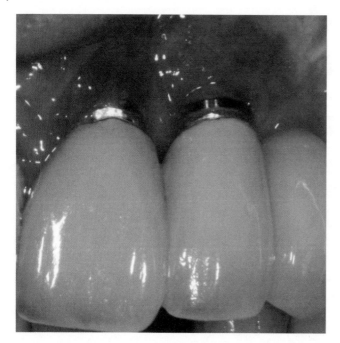

图7.4 图上显示左上1、2种植体牙龈退缩并有炎症，薄生物型，且缺乏角化牙龈组织。

表7.1 菌斑指数被用来评估种植体周围组织的菌斑情况

组别	适用于	评分	评价
O'Leary等	主要用于牙，也可用于种植体	百分比	计算有菌斑的牙面数与全部牙面数的百分比
Lindquist等	主要用于种植体	0、1、2	0=未见菌斑 1=局限性菌斑堆积 2=广泛性菌斑堆积>25%
Mombelli等	主要用于种植体	0、1、2、3	0=未见菌斑 1=用光滑探针在种植体边缘探及菌斑 2=肉眼可见的菌斑 3=软垢多

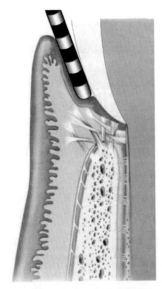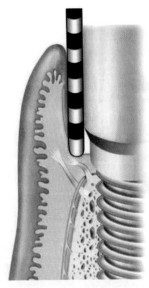

图7.5　显示在牙和种植体周围的探诊深度和附着对于探针穿透的阻力；沿着种植体的长轴进行探测的能力将取决于植入物保留的冠或修复体的设计与形状。

险，但没有证据支撑这一观点。探查时出血是炎症存在的较好指标，但在种植体周围，由于种植体与牙齿之间的软组织界面不同，应仔细考虑出血的性质。延迟出血表明脆弱的软组织界面可能受到创伤（图7.5）。由于软组织的适应性，在种植体周围探诊时可能会引起假阳性，所以0.15N的探诊压力是提倡的。因此，如果种植体周围的出血是单个点，它很可能与组织创伤有关；连续线状即刻出血表明炎症。然而，探诊不出血有较高的阴性预测价值，表明组织稳定。种植体周围出血应该与其他参数如探针深度测量联合使用。化脓可以在种植体位点周围被检测到，尽管化脓不是种植体周围疾病的特异性标志，但是它的存在应该被关注和控制。

- 探诊深度

　　在种植体周围使用探针是有争议的，因为人们提倡使用专门为种植体周围设计的塑料探针。然而，现在普遍接受的是如UNC15等金属探针，只要使用正确，也不会损害种植体表面和软组织界面。探针是对种植体周围进行长期检测的一种重要、可靠的工具。测量应该利用一个参考点从颊侧近中至颊侧远中，然后从腭侧近中至腭侧远中进行测量，记录6个点的探诊深度。探针深度检查应该利用同一个固定的参考点以便未来评估。探针进入的位置也取决于修复体的形状与设计，任何问题都应该被记录下来（图7.6）。一旦修复

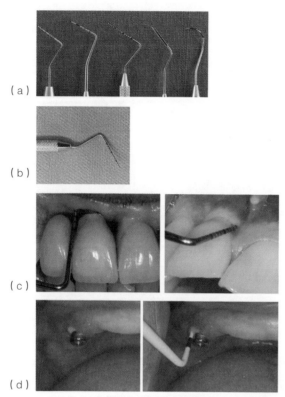

（a）

（b）

（c）

（d）

图7.6 用UNC15探针探诊种植体周围。（a）不同的探针，从左到右依次是William探针、BPE探针、UNC15探针、平探针、Nabers根分叉探针。（b）UNC15探针。（c）在种植体周围探诊，由于轮廓的原因难以评估冠的近中。（d）用塑料探针探查一颗化脓的种植体。

体固定完成，探诊的基线深度应该被记录，以便与后期的深度做对比。与天然牙不同，种植体周围没有标准的探诊深度，这是因为长结合上皮的平行性质，以至于探诊达到骨及种植体放置的不同深度。探诊的穿透深度取决于探诊压力、修复体的外形、种植体的连接方式（内部或外部）、系统设计（一段式或两段式）和种植体的形状与类型。种植体周围的退缩程度也应该被记录，因为种植体螺纹的暴露是菌斑堆积的高危因素（图7.7a）。

• 种植修复体

修复体应该检查菌斑状况和可清洁性（图7.8）。应该通过手动或自动方

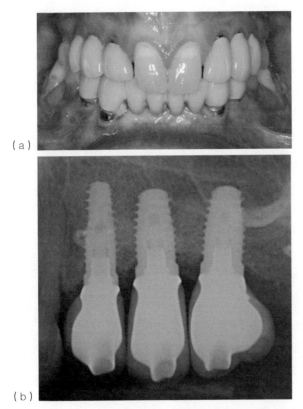

图7.7 （a）已经使用超过10年的种植体周围退缩显示右下3种植体周围有牙石积聚。虽然薄生物型很明显，但是如果患者有着极好的菌斑控制，就不会有探诊深度。（b）种植体周围的骨水平，骨水平在前2年的初期改建之后会保持稳定。

法，如使用共振频率分析仪（Ostell，Germany）或Periotest，来评估种植体稳定性。如果稳定性欠佳，应该确定其原因。评估单颗种植体的松动度比固定的多单位的松动度要容易得多。这些修复体在设计时应考虑可拆卸性，如果是螺丝固位则更易拆除和评估。松动度可以是不同程度的，可能是由于修复体或基台螺丝的松动，或是种植失败导致的种植体松动。通过触诊种植体的唇/颊侧，感受松动度来确定种植体的松动。沿长轴的移动是明显的，如果是冠部松动只会局限于龈缘以上的部位。还应该注意咬合和任何明显的磨耗。种植体松动、螺丝松动及骨吸收与不正常的咬合负载相关。应该注意表面材料断裂的证据并确定原因。有磨牙习惯（功能障碍）的患者应该佩戴硬质丙烯酸夜间殆垫去保护种植修复体和牙齿。口腔卫生士/牙科助手在评估过程中应注意到松动度，并将信息提供给医生。

- 骨组织水平

修复体安装后应该正常拍摄X线片，并在3个月、6个月和12个月拍摄，前两年每年拍一次，然后根据临床需要，可调整为每两年拍摄一次。因为进行了骨重塑，安装后的第一年至关重要。然而很多临床医生不在这些时间点拍摄X线片，只在有问题时才拍摄。这种方式的局限性在于没有基线X线片来显示骨水平，未来的骨水平变化难以评估。X线片应视为临床检查的辅助手段而非常规流程，应该有良好的临床基础和理论依据。所有的复查方式都应该是标准化的，其中根尖周X线片是最普遍的。骨水平的变化应该和一个标记的参考点进行评估。在安装修复体后拍摄的基线照片应用于监测骨水平的变化，并应考虑到安装后冠部修复体周围的重塑情况。同时，注意两段式种植体系统的变化（第一年为1.5mm，之后每年为0.1mm）要略大于一段式种植体系统（图7.7b）。近几年，已经通过在种植体颈部和平台切换处引入微螺纹，将牙龈组织交界处的平台转移设计来减少骨吸收的量。因此，了解不同的种植系统能够帮助解释可能看到的骨水平变化。口腔卫生士/牙科助手应注意已拍摄X线片的骨水平，并根据临床检查对这些骨水平进行评估，然后做出相应的解释。

在临床评估结束后，应判断种植体周围组织是否健康或是否存在相关问题。如果维护治疗是由口腔卫生士/牙科助手进行的，他们应确保该问题被传达给医生，以保证及时、合适的操作来处理这些问题。当患者有疑问或对结果缺乏清楚的认识时，应该与医生有一个讨论，包括对患者最合适的维护制度的信息。如果观察到组织是健康的，应该提醒患者日常清洁维护的重要性，并根据他们的风险情况，来制订3个月或更短的随访预约。

在第一年密切观察种植体周围组织很重要，如果在这段时间内保持稳定，那么复查的时间间隔可以延长；然而，这需要与患者菌斑控制的能力、修复体设计和患者自身的风险情况相平衡。炎症的临床症状表明疾病的存在。

维护治疗的时间间隔

维护治疗的时间间隔取决于患者的风险情况、风险因素和每次维护复诊时的检查结果。间隔时间不应该一成不变，应该根据患者的需要和在维护监测之间的风险变化来制定。风险情况由患者的年龄、进行口腔卫生清洁的能力、医疗风险因素、修复体风险因素、先前牙科疾病治疗史和生物学/机械并发症决定。然而，时间间隔的证据是有限的，但是，美国口腔修复学会（American College of Prosthodontics）已经发布了健康患者种植修复体的临床实践指南，该指南是基于一个已发表的证据的分类系统（表7.2）。提出以下建议：

- 患者复查

  每6个月复查一次，高风险患者则需要更频繁的评估。

表7.2 评估种植体周围组织和复诊间隔的临床实践指南（Bidra等，2016）。根据表左侧公布的证据的强度，建议分为A级、B级、C级、D级

证据的级别与类别

Ⅰa：随机对照试验的系统评价：*A级*

Ⅰb：至少一项随机对照试验：*A级*

Ⅱa：一次无随机化对照研究：*B级（从Ⅰ类推断）*

Ⅱb：另一类准实验研究（时间序列分析/分析单位不是个体的研究）：*B级（从Ⅰ类推断）*

Ⅲ：非实验性描述性研究（比较研究、队列研究、病例对照）：*C级（根据Ⅰ类或Ⅱ类证据推断）*

Ⅳ：专家委员会报道、意见或权威机构的临床经验：*D级（从Ⅰ类、Ⅱ类、Ⅲ类推断）*

主题	指导方案	建议强度
1.回访	• 每6个月评估一次。 • 高风险：根据风险情况，6个月后更频繁	D级
2A.专科维护可摘义齿（生物学）	• 口内外检查；种植体及修复体口腔卫生指导（OHI）；干预 • 必要时可使用氯己定 • 可使用手动清洁仪器，包括电动仪器（如喷砂器械） • 推荐合适的局部用药	A级、C级、D级
2B.专科维护可摘义齿（机械性）	• 对未来可能出现的问题进行详细检查和耐心指导 • 必要时进行修复体的调整、修理、更换或重新制作	C级、D级

续表

主题	指导方案	建议强度
2C.专科维护固定修复体——冠、桥（生物学）	• 口内外检查；种植体及修复体口腔卫生指导（OHI）；干预 • 必要时可使用氯己定 • 可使用手动清洁仪器，包括电动仪器（如喷砂器械） • 修复体是否需要拆除取决于患者的清洁能力 • 如果拆除修复体，考虑更换修复体螺丝	A级、C级、D级
2D.专科维护固定修复体——冠、桥（机械性）	• 对未来可能出现的问题进行详细检查和耐心指导 • 必要时进行修复体的调整、修理、更换或重新制作 • 如果拆除修复体，考虑更换修复体螺丝 • 如果临床迹象表明有磨耗，建议晚上佩戴殆垫来保护修复体 • 推荐口服外用药物	C级、D级
3A.家庭护理可摘义齿	• 指导患者如何使用指定的口腔卫生辅助工具（牙线、水牙线、牙间清洁剂、牙刷）刷牙和清洁修复体 • 牙和种植体清洁，每日2次 • 修复体清洁，每日2次 • 睡觉时取下可摘义齿，放于水或特定的溶剂中	C级、D级
3B.家庭护理固定义齿	• 指导患者如何使用指定的口腔卫生辅助工具（牙线、水牙线、牙间清洁剂、牙刷）刷牙和清洁修复体，每日2次 • 必要时间断使用氯己定 • 必要时晚上佩戴殆垫 • 使用软刷和水清洁设备并提供护理建议	A级、C级、D级

• 专科维护

  种植体依靠的可摘义齿（全口或局部）。

a. 生物学

  适用于软组织和骨水平种植体。

  – 评估如前所述，结合针对种植体和修复体的口腔卫生指导

  – 使用葡萄糖酸盐氯己定作为口服外用药

  – 专业手工刮治动力设备进行刮治

  – 专业的修复体清洁

  – 良好的口腔护理和可以家用的含漱液

b. 机械性

　　适用于修复体的任何问题。

　　– 评估修复体

　　– 进行调整、修理或重新制作失败的部分修复体

　　种植体支持的固定修复体（单冠、多单位桥、全口重建）。

a. 生物学

　　– 上述评估

　　– 对种植体和修复体的口腔卫生指导

　　– 使用葡萄糖酸盐氯己定作为外用含漱液

　　– 专业手工刮治和与种植体及修复体材料适配的动力设备

　　– 拆卸修复体并进行专业的清洁，取决于患者的清洁能力及修复体外形设计，如有必要（图7.8），考虑在重新连接修复体时更换螺丝

　　– 良好的口腔护理和可以在家使用的含漱液

b. 机械性

　　– 修复体评估

　　– 修理、调整或重新制作可能损害功能与美观的部分

　　– 考虑使用新的修复体螺丝，尤其是在专业修复体清洁中移除修复体后出现功能障碍的患者

　　– 如果有明显的磨耗或反复的螺丝松动，考虑夜间使用𬌗垫并说明如何清洁

　　– 去除松动的粘接修复体、清洁和修补（图7.9）

　　– 在有多颗种植修复体的情况下，可考虑使用如duraphat的辅助清洁

• 家庭护理

　　可摘义齿（全口和局部）。

　　– 指导患者如何正确使用手动或电动牙刷清洁牙齿，每日清洁天然牙和种植修复体，有效地去除菌斑。此外，也需要使用额外辅助工具，如牙间隙清洁工具、牙线和冲牙器

　　– 种植体周围需要用软毛刷有效清洁

　　– 关于可摘修复体的保养应该是夜间摘下并清洁。修复体应储存在水或特定的溶剂中

　　固定修复体（一个单位和多单位）。

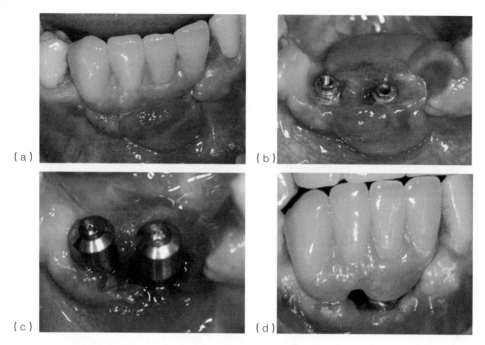

图7.8 种植体支持的修复体疏于清洁。移除修复体并调改边缘。（a，b）修复体边缘由于组织增生难以清洁；去除修复体后周围组织的肿胀程度。（c，d）去除多余组织并调改修复体边缘后重新戴回。

- 指导患者如何正确使用手动或电动牙刷清洁牙齿，每日清洁天然牙和种植修复体，有效去除菌斑。此外，也需要使用额外辅助工具如牙间隙清洁工具、牙线和冲牙器
- 种植体周围多样、复杂的修复体应该使用软毛刷有效清洁，并且在必要时使用外用氯己定凝胶辅助
- 如有必要，清洁咬合装置周围并向患者展示如何进行该操作

维护的时间间隔通常取决于病例研究和有限的数据，6个月是最常见的间隔。有牙周病史和口腔黏膜疾病、磨牙症、口干症和种植体周围疾病的患者需要遵循类似的方案，但需要额外的支持治疗以及可能更频繁地就诊。在维护期内出现机械并发症的患者，应转到医生进行治疗和指导。

维护期间的治疗：

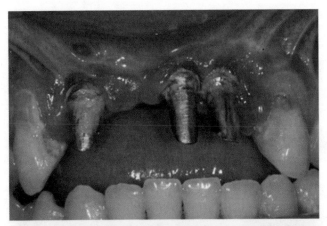

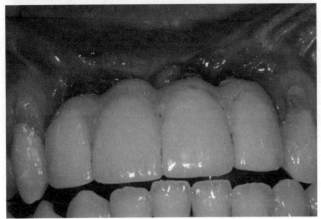

图7.9 松动的粘接桥在去除后可见基台上大量菌斑堆积。

• 患者教育、加强菌斑控制、家庭措施

对患者的教育应包括再次检查患者在家使用的口腔清洁用品，提醒他们保持有效的日常清洁，强调关注的领域，就辅助用具的选择和使用频率提供进一步的指导。应重点提醒患者，须参照修复体和牙龈组织边缘正确放置牙刷、电动牙刷。用于种植体周围清洁的工具如图7.10所示。使用这些辅助剂的方式应避免或最小化牙龈组织创伤的风险。牙间刷的类型应与牙间隙的大小相匹配。冲牙器是冲洗软斑碎片的有效工具，建议作为正常清洁的辅助工具。使用时，建议患者在进行正常清洁后，每日睡前至少使用一次。清洁工具的使用应与患者的手灵活性相一致。给出的建议应该是简洁的、清晰的，

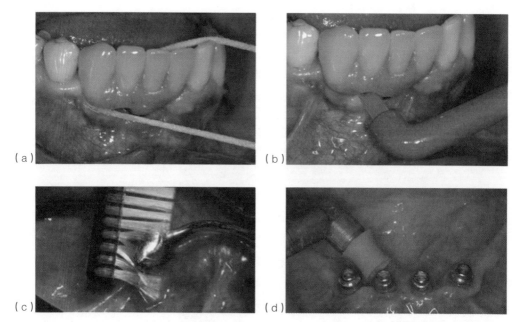

图7.10 用于种植体周围清洁的工具。（a，b）用于清洁修复体下方的牙间隙刷。（c）牙刷清洁连接杆。（d）用于清洁固定基台的橡皮杯。

这样患者就不会因为信息过多而负担过重，进而导致患者产生困惑和丧失动力。使用积极和鼓励的语言是与患者建立成功合作关系的必要条件，在适当的时候表扬、鼓励患者有助于保持他们的配合度和参与度。

• 工具

在非手术治疗中使用工具的目的是扰乱菌斑生物膜和清除牙石。为此，使用不同类型的工具，包括以下几种：通过龈下刮治和根面平整，以及精细抛光膏去除软的和硬的沉积物。这些旧的定义现在已经被术语"专业机械清除菌斑（PMPR）"所取代，该术语描述的是专业机械清除龈上菌斑和牙石，并结合龈下清创术至龈沟/袋的深度。龈上和龈下PMPR是目前使用的术语，也是欧洲牙周病学联合会提倡的治疗牙周炎的S3临床实践指南的组成部分。这些指南采用3个阶段的方法，行为改变是第一阶段的组成部分，其次是第二和第三阶段的风险因素管理。这些步骤应该在管理种植体周围疾病时被遵循。

传统的超声建议是应谨慎使用，因为可能划伤种植体表面；然而，最近的进展显示，塑料覆盖和涂层工作尖提供了最小的影响表面。使用橡胶杯和刷子，用精细抛光膏进行抛光也被证明对结果有积极的影响。

– 手动工具

人们使用了许多不同的刮治器，包括塑料、碳纤维、钛、金刮治器；但是，每种类型都可能在基台表面造成轻微划痕，因此应谨慎使用。虽然塑料器械造成的损伤似乎是最小的，但因为其大小与形状的原因，在清创方面也是最不有效的。在种植体螺纹暴露的部位，提倡使用钛刷，然而，遗留残留物的问题引起了人们对其使用的关注（图7.11）。

– 电动工具

超声波和声速驱动装置已经被使用。大多数制造商现在都提供带有塑料/碳纤维定制刮治尖来清洁种植体周围。这些设备已被证明能与喷砂一起使用，提供最佳的清洁效果。虽然后者近年来很受欢迎，但其疗效仍有待商榷。喷砂涉及使用甘氨酸粉末，它比碳酸氢钠的磨蚀性更小，且容易冲洗。然而，有报道表明，在喷砂治疗后，粉末有残留在治疗处的风险。此外，还使用了带预防膏的旋转橡胶杯和刷子。注意，这仍可能造成一些划痕和随机点蚀，导致钛金属表面不规则（图7.12）。

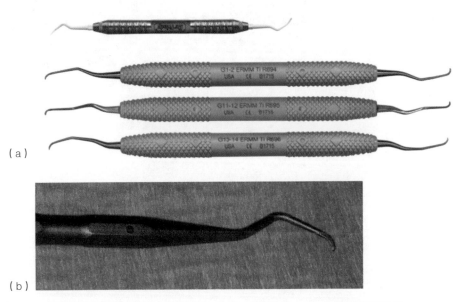

（a）

（b）

图7.11 用于种植体周围的不同刮治器。（a）钛刮治器。（b）碳纤维刮治器。

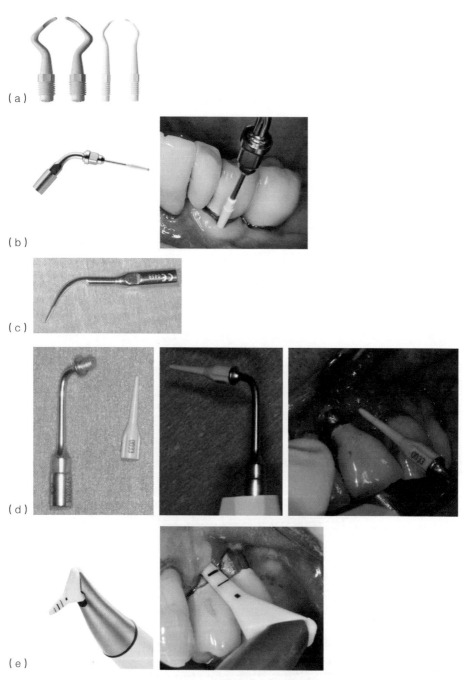

图7.12 超声工作尖和喷砂器械。（a）可替换的塑料/碳纤维刮治尖。（b）种植体清创专用碳纤维工作尖。（c）金属超声工作尖。（d）超声骨刀配套的塑料/碳纤维工作尖，可用于非手术治疗和手术治疗。（e）龈下抛光工作尖（一次性塑料头）。

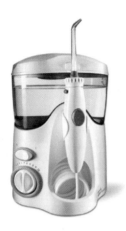

图7.13 冲牙器。

- 其他治疗

有机械并发症的患者应该立刻转至医生进行处理。种植体周围疾病的治疗方案已经在第6章中介绍；然而，那些有严重问题和无明显症状的患者应转诊至医生。

冲牙器（图7.13）是一种有效的辅助工具，可以冲洗掉柔软的碎片，对手灵活性差的患者也适用。

种植修复成功与失败的标准

第2章介绍种植牙的成功率及存活率。然而，随着制造商引入更新的植入体设计和表面形貌，对于成功和存活数据应谨慎一些，因为这些不能直接推断更新的系统设计。目前，由于缺乏确定种植成功与否的客观检测方法，人们使用替代结果或治疗终点来判断是否成功。这些措施包括探诊深度、探诊出血和边缘骨吸收伴疼痛。如前所述，存活仅仅反映了种植体的存在或不存在，而与种植体周围组织的健康状况无关。临床医生在监测疾病时应保持警惕，并且口腔卫生士/牙科助手在处理患者的种植体时，无论是种植体周围疾病还是种植失败，应确保患者已了解情况。英国牙科种植协会推荐的描述种植体状态的临床标准如表7.3所示，应在复查阶段使用。

表7.3　种植修复成功与失败的定义（ADI指南）

成功	失败过程中
初始牙槽骨吸收＜1.5mm，后边缘骨稳定	＜50%进行性骨吸收，尚未稳定
无BOP	BOP
PD＜4mm	深袋
无松动	疼痛
良好的菌斑控制（FMPI＜20%）	良好的菌斑控制（FMPI＜20%） 有渗出、溢脓

有风险	失败
初始牙槽骨吸收＜4mm，但骨缺失已稳定	脱落
PD＜5mm	深袋
无即刻或延迟BOP	BOP
PI小于理想值	松动 缺失或即将缺失

学习重点

- 描述维护治疗的重要性
- 讨论维护治疗的组成部分
- 解释当发现问题后应该采取的措施
- 评价种植体和天然牙周围组织的挑战
- 评价种植修复的成功标准

参考文献

[1] Fody, A. (2020). Importance of Implant Maintenance. *Dimension of Dental Hygiene* 18 (4): 16–18, 21.
[2] Bidra, A., Daubert, D., Garica, L., Kosinski, F. et al. (2016). Clinical Practice guidelines for recall and maintenance of patient with tooth borne and implant borne dental restorations. *Journal of American Dental Association* 147 (1).
[3] Ucer, C., Scher, E., West, N., Retzepi, M., Simpson, S., Slade, K., and Donos, N. ADI guidelines on peri-implant monitoring and maintenance.
[4] Drewenski, A.M. (2009). Hygiene and the implant patient: A preventive perspective. *RDH*.

[5] Berglundh, T., Genco, R., Aass, A.M., Demirel, K., Derks, J., Figuero, E., Giovannoli, J.L., Goldstein, M., Lambert, F., Ortiz-Vigon, A., Polyzois, I., Salvi, G.E., Schwarz, F., Serino, G., Tomasi, C., and Zitzmann, N.U. (2015). Primary preention of peri-implantitis:managing peri-implant mucositis: Søren Jepsen[1]. *Journal of Clinical Periodontology* Suppl 16: 152–157.

[6] Lin, C.Y., Chen, Z., Pan, W.L., and Wang, H.L. (2019). The effect of supportive **care** in preventing peri-**implant** diseases and **implant** loss: A systematic review and meta-analysis. *Clinical Oral Implants Research* 30 (8 Aug): 714–724.

[7] Renvert, S., Hirooka, H., Polyzois, I., Kelekis-Cholakis, A., and Wang, H.L., and Working Group 3 (2019). Diagnosis and non-surgical treatment of peri-**implant** diseases and maintenance **care** of patients with dental **implants** – Consensus report of working group 3. *International Dental Journal* 69 (Suppl 2 Sep): 12–17.

第8章

口腔卫生士/牙科助手的角色

种植牙治疗的成功与否依赖于口腔团队的共同努力。这个团队的成员如图8.1所示。口腔卫生士/牙科助手是这个团队的重要成员，在寻求种植治疗患者的管理中扮演非常重要的角色，这一角色的价值不应该被低估。口腔卫生士/牙科助手应该在种植治疗讨论开始时就参与，而不是在种植手术后再参与进来，这种观点在种植并发症高风险患者中得到了进一步的证明。为了更好地发挥这一角色的作用，培训是必不可少的。可以在种植体制造商、经销商、医院或大学获得培训，也可以通过网络获得线上培训机会。口腔卫生士/牙科助手有责任熟悉种植患者的管理。理想情况是，培训以团队方式进行，这样整个口腔团队，包括口腔卫生士/牙科助手、医生、护士及技师都可以一起学习，每个成员都在向患者提供安全、最佳的种植治疗与护理方面起着积极的作用。通常工作中对口腔卫生士/牙科助手的培训是有限的，必须确保这些团队成员熟悉不同种植系统和治疗方案的选择，以便能够以合适的方式为患者提供有效的治疗并处理不断出现的问题。

随着种植学领域的不断发展，市场上出现了不同的程序、技术、材料和产品，继续教育和终身学习是口腔卫生士/牙科助手职业生涯中重要且必不可少的一部分。在口腔卫生士/牙科助手注册前，对种植知识的学习程度仍然有限，但随着越来越多的患者接受种植治疗，这种对口腔种植的认知及知识的需求变得更加关键。患者对种植修复的需求与期望推动从业者持续学习，而从业者传递清晰、准确信息的能力依赖于完备的知识。本章将简述口腔卫生士/牙科助手在种植患者治疗中和治疗后各个阶段的管理。

Dental Implants for Hygienists and Therapists, First Edition. Ulpee Darbar.
© 2022 John Wiley & Sons Ltd. Published 2022 by John Wiley & Sons Ltd.

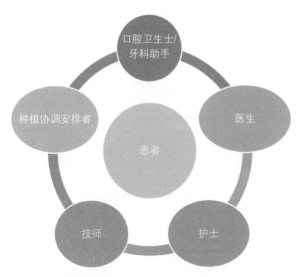

图8.1 参与种植治疗的口腔团队成员。

作为临床医生的角色

口腔卫生士/牙科助手在照顾接受种植治疗患者时的作用可以分为以下3个阶段（图8.2）：

• 治疗前–术前
• 治疗期间
• 治疗后–术后

为了有效地履行职责，口腔卫生士/牙科助手应该了解并掌握各种种植系统以及种植修复体类型之间的关键差别，对治疗牙齿与种植牙的细微差别有深入的了解，并预估可能为种植牙重建患者提供的治疗效果。同时口腔卫生士/牙科助手要加强关注患者炎症症状的表现。在当前环境下，患者通过从互联网上获得信息对种植治疗有较多的了解，这使口腔卫生士/牙科助手面临更大的医疗法律诉讼风险。因此，在为接受种植治疗的患者提供治疗时，不仅需要对自己的角色有充分的了解，还需要对自己的局限性有充分的认知。

• 治疗前–术前

在这一阶段，口腔卫生士/牙科助手在种植治疗管理中扮演着至关重要的作用。应当指导患者学习日常的菌斑控制方法，以及如何使用辅助清洁工具，并根据口腔卫生情况进行个性化的考量和演示。从而找到哪些是患者容易使用的辅助工具，哪些工具患者使用起来比较困难。除此之外，如果患者是吸烟者，应给出戒烟建议，并强调戒烟的重要性。同时讨论牙齿相关的其他问题，如有必要，还应采取其他预防措施，如使用含氟含漱液。对于患有牙龈炎的患者，要进行术前洁治以消除炎症。对于患有牙周炎的患者，口腔卫生士/牙科助手则要明确告知患者在种植治疗前控制牙周疾病的重要性，并解释不稳定的牙周病可能对种植治疗结果产生的影响。患者的参与度以及他们在维护种植体方面所起的作用应在一开始就明确下来，如果患者未能遵守，则种植治疗的效果较差。同时尽早与医生讨论患者的依从性问题，以便对计划中的种植方案进行必要的修改，确保拟定的治疗方案能获得成功。这是患者接受种植治疗过程中的一个重要部分。在这一阶段结束时，口腔卫生士/牙科助手与医生应进行对话，概述所遇到的重要问题和初步治疗结果。并保存牙周健康和口腔卫生状况的记录，包括菌斑和出血指数的牙周检查表。在接下来的就诊过程中，根据这一情况评估患者病情的进展和患者对建议的遵从情况。同时患者还可能会询问口腔卫生士/牙科助手对拟定种植治疗方案的看法。因此，口腔卫生士/牙科助手与患者的初步对话为医生提供连贯而清晰的信息，在医患沟通中扮演着非常重要的作用。

• 治疗期间

在此期间，患者可能会在不同阶段多次就诊。

– 种植外科手术后

口腔卫生士/牙科助手进行术后1周的复查。在拆除缝合线前后指导患者如何根据手术情况保证口腔的清洁程度，提倡用软毛牙刷和氯己定漱口水进行温和清洁。同时评估口腔非手术区的卫生状况，并提醒患者刷牙时应避免刷到手术部位，口腔其他部位按正常管理。如有必要，口腔卫生士/牙科助手要听取患者所关注的问题，并将其上报给医生。

– 种植体植入后愈合的过渡期间

患者会得到持续的指导和所需的支持性护理。如果口腔卫生士/牙科助手在种植治疗开始之前见过患者，那么与患者建立融洽关系将有助于这一阶段工作的开展。可以根据前面已经获得的信息来建立并监控患者的口内情况，能够很好地识别可能出现的不良问题并及时反馈给医生。通常取印模前口腔卫生士/牙科助手会复查患者，以确保种植体周围的菌斑控制和牙龈组织健康，从而为修复体制作获得准确的印模。

– 修复体戴入后

这次复查可以在安装修复体后立即进行，也可以在戴牙后几天/几周内进行。口腔卫生士/牙科助手将着重对如何维护种植修复体给予指导。对于可拆卸的义齿，给予如何清洁的建议，包括以下内容：

○ 每餐后取出并清洁义齿，漱口
○ 晚上将修复体取出并浸泡在冷水或专用的义齿清洁溶液中
○ 用刷子、肥皂水清洁义齿。牙膏具有研磨性，会磨损义齿的材料
○ 应使用牙间隙刷或多种辅助工具清洁种植体或基台，清除所有菌斑。冲牙器有助于清除软屑

对于固定修复体，给出的建议和指导取决于修复体的类型，可以是单冠，也可以是种植桥，或者是种植固定修复的半口或全口修复体。术后护理应包括以下内容：

○ 向患者展示如何使用辅助工具来清洁种植桥体下面的部位
○ 解释为什么清洁工作非常重要
○ 刷牙和清洁技术应根据患者的需要和安装的修复体类型进行重新评估和制定
○ 应推荐并检查牙间隙刷、牙线以及冲牙器的使用情况
○ 应清除可能存在的多余粘接剂

根据检查的情况，安排复查的时间，以确保患者能够执行所关注的菌斑控制措施。如有必要，还需提供牙周刮治和预防的建议。

• 治疗后–术后

口腔卫生士/牙科助手通常会负责患者种植体的日常维护护理。首先应询问患者是否有"种植体质保卡"，该质保卡将提供有关种植体的必要信息。如果没有这些信息，则应向治疗的医生索取，以便执行正确的维护计划。口腔卫生士/牙科助手应牢记自己的职责，确保记录收集的信息及临床参数，并与安装修复体后的基线评估进行比较。遵循前一章概述的步骤，收集并记录数据，并对保持组织健康稳定的患者和检测到疾病迹象的患者采取不同的措施。干预治疗应与病情诊断一致，遵循第6章中概述的种植体周围黏膜炎和种植体周围炎的治疗方案。如果发现问题超出了口腔卫生士/牙科助手的范围，应告知患者并将其转回给医生，以便评估问题，寻求早期干预。特别是

有种植体周围炎证据的患者应与主诊医生共同讨论，以确保执行正确的干预计划。口腔卫生士/牙科助手有责任确保及时向医生提出关注的问题，以便根据需要进行必要的治疗。这对种植体的长期监测至关重要。对于有牙周病史的牙周易感患者，还应检查其病情的变化（如未控制的糖尿病）以及牙周炎的复发情况，因为这些患者的疾病进展风险更高。另外吸烟也是重要的风险因素，戒烟应成为管理的一个组成部分。种植体周围组织的长期稳定取决于精细的菌斑控制及咬合控制，对高危患者应更密切地进行监测。之前没有接诊过的患者在开始时情况会略有不同，因为口腔卫生士/牙科助手需要从头开始实施术前部分概述的基本评估和数据收集，并检查菌斑控制情况，启动相应的治疗措施。与患者的融洽关系需要时间来建立，由口腔卫生士/牙科助手推动与患者的沟通，以确保获得最佳效果。在这种情况下，如何向患者提供正确的建议和指导，收集患者种植治疗的基础信息显得尤为重要。口腔卫生士/牙科助手充当着种植体周围疾病早期检测者的角色。

作为教育者的角色

口腔卫生士/牙科助手作为教育者发挥着重要作用，他们负责用患者容易理解的语言向患者传授关于菌斑控制和口腔卫生的信息，使患者可以理解并接受所提供的指导。如果患者的依从性始终较差，应提醒医生注意，并告知患者不遵从建议的后果。解释临床出现的部分种植体快速恶化的原因，可能最终导致种植体脱落失败。清晰的沟通对教育者来说至关重要，应根据每位患者的需求和掌握信息的能力来定制。口腔卫生士/牙科助手要有能力掌握各种信息，帮助医生完成日常工作。

图8.4显示一位患有牙周病的患者，上前牙受到挤压被拔除后采用种植体植入。从一开始，口腔卫生士/牙科助手就是提供种植治疗的组成部分，并贯穿患者逐渐具有依从性的整个治疗过程。

口腔卫生士/牙科助手需要了解患者接受种植治疗的主要方面包括（图8.3）：

- 患者接受的种植手术类型
- 患者所经历的实际手术过程
- 所使用的种植系统

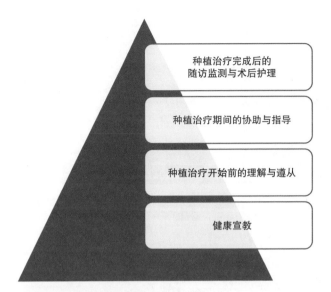

图8.2 口腔卫生士/牙科助手的角色。

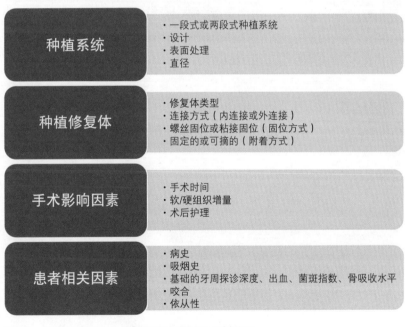

图8.3 口腔卫生士/牙科助手需要掌握的资料信息。

- 已进行的手术干预类型，包括是否进行了软组织手术和骨增量手术
- 所提供的修复体的类型及固位方式，螺丝固位还是粘接固位
- 患者的风险因素预测和风险状况
- 种植体周围清洁需要使用的工具等

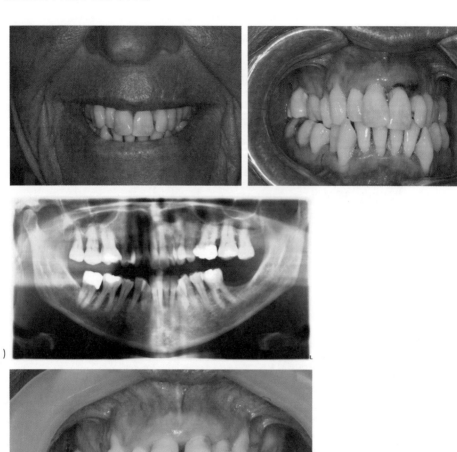

（a）

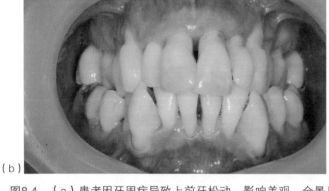

（b）

图8.4 （a）患者因牙周病导致上前牙松动，影响美观，全景片显示牙周的情况。在种植手术前患者接受了口腔卫生士/牙科助手的牙周治疗。（b）经口腔卫生士/牙科助手进行初始阶段治疗后，患者接受了健康卫生教育，了解其在管理自己疾病方面的作用，以及如果不能优化清洁工作所带来的后果。牙龈组织健康，探诊深度不超过3~4mm，种植治疗计划开始。

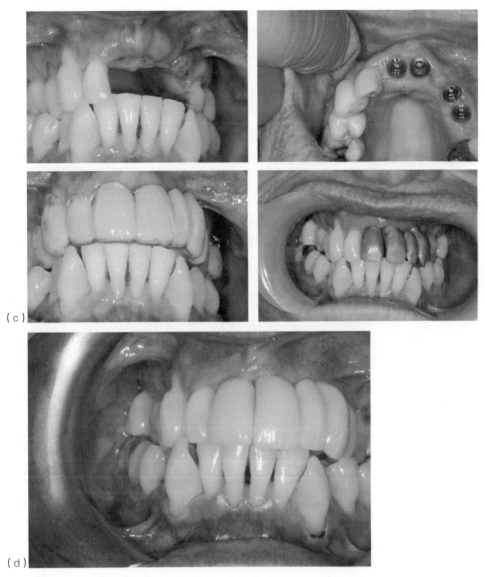

(c)

(d)

图8.4续 （c）患者拔除松动的上前牙，利用临近的天然牙固位压模法制作临时义齿，在牙外形的金属导板指引下完成种植体的植入，在过渡义齿阶段患者继续接受口腔卫生士/牙科助手的治疗。（d）患者在完成治疗后就进行了维护计划。

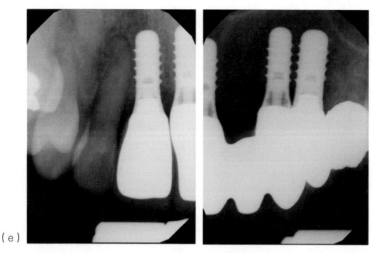

（e）

图8.4续 （e）X线片显示软组织水平的种植体及种植体周围的骨组织。

这些信息通常应在患者治疗结束时通过"种植体质保卡"提供给患者，有助于制定患者进一步就诊需要遵循的步骤。口腔卫生士/牙科助手需要了解的关键系统信息如图8.3所示。

种植系统

对种植系统的认识和理解至关重要，有助于建立正确的维护治疗类型，也将有助于口腔卫生士/牙科助手了解在提供干预时需要的预防措施在治疗时应使用的仪器。

种植修复体的类型

当出现问题时，临床医生通过质保卡了解这方面的关键信息，便于制订下一步合理的治疗方案。此外，了解修复体的材料也将有助于选择用于清创的正确器械。了解修复体与种植体的连接方式也很重要，因为这关系到修复体周围的卫生维护，如果没有能力解决则需要转诊。此外，患者可能会征求建议，或者口腔卫生士/牙科助手可能会注意到牙冠或修复体的松动，这些情况都被详细记录，以便作出回应。

表8.1 用于描述种植成功与失败的临床标准（口腔种植学会）

成功的种植体	失败中的种植体
• 骨吸收范围较初始时稳定在1.5mm范围内（两段式种植体） • 探诊无出血 • 探测深度 < 4mm • 无动度 • 良好的菌斑控制（全口菌斑指数 < 20%）	• 进行性骨吸收达50%且未稳定 • 深牙周袋 • 探诊出血 • 疼痛 • 有分泌物/渗出液 • 菌斑控制不理想
有风险的种植体	**失败的种植体**
• 骨吸收 < 4mm，但已稳定 • 探诊深度 < 5mm • 探诊无出血（立即或延迟） • 菌斑指数不理想	• 深牙周袋 • 有分泌物 • 探诊出血 • 松动 • 脱落或即将脱落

外科手术

如果在维护期间，种植体周围出现骨吸收的问题，那么了解种植手术的类型和可能出现的并发症就非常必要，应及时告知患者尽快向医生寻求建议。同时了解患者种植所经历的手术程序，也可以让口腔卫生士/牙科助手思考甚至改变维护的方式。

表8.1展示了可用于描述种植成功与失败的临床标准。这些检查指标充分肯定了口腔卫生士/牙科助手为种植患者提供维护的重要作用，关系到种植的成败。种植技术的快速发展、各种理念的变化，都需要口腔卫生士/牙科助手不断地专业学习，才能为患者提供最专业的维护护理方式。与口腔卫生士/牙科助手建立密切、开放和一体化的工作关系至关重要，因为患者的种植治疗不能被视为一次性治疗，而是一个终身的过程。在这一过程中，任何阶段都可能遇到并发症，需要及时干预。当然在这一方面也需要患者积极主动的配合。只有口腔卫生士/牙科助手通过预先掌握所需的信息和知识，才能使自己在支持和管理患者的种植治疗方面处于强大的自主地位。

学习要点

- 解释口腔卫生士/牙科助手作为团队成员的角色
- 讨论口腔卫生士/牙科助手参与的阶段
- 描述需要提供的护理的组成部分
- 理解持续专业发展和持续学习的需要

参考文献

[1] Fody, A. (2020). Importance of Implant Maintenance. *Dimension of Dental Hygiene* 18 (4 April): 16–18, 21.

[2] Bidra, A., Daubert, D., Garica, L., Kosinski, F. et al. (2016). Clinical Practice guidelines for recall and maintenance of patient with tooth borne and implant borne dental restorations. *Journal of American Dental Association* 147 (1).

[3] Ucer, C., Scher, E., West, N., Retzepi, M., Simpson, S., Slade, K., and Donos, N. ADI guidelines on peri-implant monitoring and maintenance.

[4] Drewenski, A.M. (2009). Hygiene and the implant patient: A preventive perspective. *RDH*.

[5] Berglundh, T., Genco, R., Aass, A.M., Demirel, K., Derks, J., Figuero, E., Giovannoli, J.L., Goldstein, M., Lambert, F., Ortiz-Vigon, A., Polyzois, I., Salvi, G.E., Schwarz, F., Serino, G., Tomasi, C., and Zitzmann, N.U. (2015). Primary preention of peri-implantitis:managing peri-implant mucositis: Søren Jepsen[1]. *Journal of Clinical Periodontology* Suppl 16: 152–157.

[6] Lin, C.Y., Chen, Z., Pan, W.L., and Wang, H.L. (2019). The effect of supportive **care** in preventing peri-**implant** diseases and **implant** loss: A systematic review and meta-analysis. *Clinical Oral Implants Research* 30 (8 Aug): 714–724.

[7] Renvert, S., Hirooka, H., Polyzois, I., Kelekis-Cholakis, A., and Wang, H.L., and Working Group 3 (2019). Diagnosis and non-surgical treatment of peri-**implant** diseases and maintenance **care** of patients with dental **implants** - Consensus report of working group 3. *International Dental Journal* 69 (Suppl 2 Sep): 12–17.